PRÉCIS

SUR

LES EAUX THERMO-MINÉRALES

A BASE DE CHAUX, DE SOUDE ET DE MAGNÉSIE,

D'USSAT-LES-BAINS

(ARIÈGE)

Et Rapport sur la Saison Thermale de 1859

Avec Plans et Notes historiques

Par le Docteur Ourgaud

CHEVALIER DE LA LÉGION-D'HONNEUR ;

Médecin inspecteur, Médecin en chef de l'Hôtel-Dieu, Professeur d'accouchements ; Membre du Conseil général, du Conseil départemental et du Conseil d'hygiène publique ; ancien Président de l'administration des Hospices d'Ussat et de Pamiers.

DÉCEMBRE 1859.

SE VEND AU BÉNÉFICE DES PAUVRES :

A Paris, CHEZ GERMER-BAILLIÈRE, LIBRAIRE,
RUE DE L'ÉCOLE-DE-MÉDECINE, 17 ;

A Pamiers, CHEZ FUZÉRÉ ET GALY, LIBRAIRES ;

A USSAT, chez le RÉGISSEUR des Bains.

PRÉCIS

SUR

LES EAUX THERMO-MINÉRALES

A BASE DE CHAUX, DE SOUDE ET DE MAGNÉSIE

D'USSAT-LES-BAINS

(Ariége).

PRÉCIS

SUR

LES EAUX THERMO-MINÉRALES

A BASE DE CHAUX, DE SOUDE ET DE MAGNÉSIE,

D'USSAT-LES-BAINS

(ARIÈGE)

Et Rapport sur la Saison Thermale de 1859

Avec Plans et Notes historiques

Par le Docteur Ourgaud

CHEVALIER DE LA LÉGION-D'HONNEUR;

Médecin inspecteur, Médecin en chef de l'Hôtel-Dieu, Professeur d'accouchements;
Membre du Conseil général, du Conseil départemental et du Conseil d'hygiène publique; ancien Président de l'administration des Hospices d'Ussat et de Pamiers.

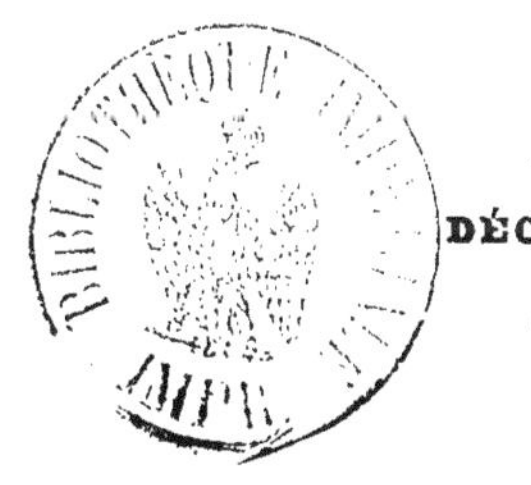

DÉCEMBRE 1859.

PAMIERS

IMPRIMERIE DE T. VERGÉ.

1860.

Monsieur Georges Castaing

Préfet de l'Ariége,

Chevalier de la Légion=d'Honneur,

Officier de l'Instruction Publique,

Témoignage de Reconnaissance

Pour la sollicitude intelligente et éclairée qu'il ne
cesse d'apporter à la prospérité des Établissements
Thermaux du Département.

Ourgaud, D. M. M.

AVANT-PROPOS.

La saison thermale de 1859 vient de finir à
Ussat, et le Médecin Inspecteur de cette station,
frappé de la diversité médicatrice de ces eaux par
les résultats obtenus dont il a été le témoin et dont
il doit compte, publie ces lignes, écrites sans pré-
tention, à l'adresse de ses Confrères qui n'ont vu,
pour la plupart, Ussat que de loin. Il les livre
aussi en toute confiance à l'appréciation de l'Administration hospitalière, propriétaire de l'Etablissement et à l'examen de tous ceux qui ont intérêt
à connaître, au point de vue de l'humanité et du
pays, l'importance de cette station hydro-minérale.

Déjà familier avec ces sources thermales dont il
a, dès longtemps, éprouvé la valeur thérapeutique
pendant les diverses fonctions médicales ou admi-
nistratives qu'il a exercées, l'Inspecteur, sans se
laisser aller à l'esprit de système ni à l'esprit de
localité, dira les généralités des Bains d'Ussat, ce
qu'ils ont été, ce qu'ils sont aujourd'hui et exposera
les faits nouveaux de l'action de ces eaux puissantes

et sans rivales, que la dernière campagne lui a perm
de constater, notamment contre l'aménorrhée,
dysménorrhée avec coliques, syncopes ou accide
hystériques; les pertes utérines, sanguines ou cat
rhales; la métrite et la stérilité relative, la chlor
accompagnée de chorée; les névroses de la respirati
avec toux férine, convulsions du diaphragme; les
vralgies atrophiques des membres; les palpitatic
du cœur et les obstacles à la circulation avec dyspr
et suffusions séreuses; les troubles des centres n
veux, les constipations opiniâtres, la scrophule é
thique, états morbides si variés et dont plusieurs
d'observation pratique seront fidèlement rapport

Il dira les diverses formes d'application du tr
tement thermo-minéral dans cet Établissement
nitaire et les indications qui en réclament l'empl
heureux si, dans la tâche qu'il s'est imposée,
montrant, de bonne foi, sous quelques aspects n
veaux, les propriétés organoleptiques et virtue
des sources thermales d'Ussat, il a fourni au co
médical quelque enseignement utile, ouvert a
malades une voie de soulagement et contribu
faire oublier ce mot sarcastique de Pline : « *Me*
» *qui diverticulis aquarum, fallunt ægrotos.* »

PRÉCIS

SUR LES

EAUX THERMO-MINÉRALES

D'USSAT-LES-BAINS.

ORIGINE ET HISTOIRE D'USSAT.

Déjà, dans la nuit des âges, avant que le géologue se livrât à l'étude de ces révolutions violentes dont la main du temps a gravé l'histoire sur la surface du globe; avant qu'il cherchât à expliquer le phénomène des déchirements convulsifs de l'écorce terrestre qui enfanta ces monts imposants, avec leurs cavernes profondes, et en fit jaillir l'onde brûlante à travers les richesses minérales recélées dans leurs flancs, les croyances religieuses des peuples avaient fait de ces vastes cavernes qui traversent les roches calcaires, de ces fontaines salutaires qui bouillonnent à leurs pieds, le théâtre de traditions mythologiques : on les considérait comme des lieux révérés où les Divinités du paganisme antique communiquaient aux hommes leurs oracles, leur distribuaient la santé et la vie, et recevaient, en hommage, les vœux et les sacrifices des mortels.

Ainsi furent célèbres dans l'antiquité, *les Grottes des Nymphes* dont le culte était généralement appliqué à ces lieux souterrains, arrosés par des sources mystérieuses; ainsi furent l'objet d'une vénération particulière les *Génies* des fontaines, de celles surtout dont les eaux avaient la vertu de guérir les infirmités.

A ces temps anciens, mais historiques, et probablement à la langue celtibère ou gallo-romaine, paraissent se rapporter les dénominations d'*Ussat* ou *Ussac* (*usta aqua* : eau brûlée, eau chaude), celle de *Ramploques* (*Realm-locus* : retraite royale, lieu habité par des Reines), montagne caverneuse où naissent les sources thermales et où les Déesses épanchaient leurs urnes; celle *de l'Hombribo*, donnée à une grotte voisine, consacrée à *Ilhomber*, dieu Ibérien, devenue fameuse autant par les événements qui s'y sont passés que par les récits fabuleux de la crédulité vulgaire, et dans laquelle, de même que dans les Antres où les Druides avaient coutume d'accomplir leurs mystères, on a trouvé de nombreux ossements humains conservés par la pétrification.

Nul doute, dès lors, qu'en ces temps reculés, les eaux salutaires d'Ussat, où, selon la fiction, la brillante Hygie et le dieu d'Epidaure ont mêlé les métaux de Cybèle et les feux de Vulcain, n'aient eu leurs Naïades propices, n'aient été en honneur sous leurs dieux tutélaires. Nul doute que la reconnaissance des vieilles générations purifiées dans ces piscines, n'ait suspendu longtemps ses tablettes votives aux colonnes du temple de ces dieux bienfaisants, comme aujourd'hui une sainte et antique chapelle voisine, élevée peut-être sur les débris même de la déité païenne, recueille encore, à titre *d'ex-voto*, avec les remerciements pieux des malades, leurs bâtons d'appui, devenus inutiles à des infirmités guéries par les eaux.

On n'a pas retrouvé à Ussat des traces de ces Thermes primitifs, qui ont dû être engloutis sous les masses de roche que le temps détacha de la montagne éboulée de Ramploques, ou emportés par les torrents impétueux des étangs rompus à la cime des monts.

Quoi qu'il en soit de cette tradition des vieux âge[s]
et des événements qui laissèrent longtemps ces eau[x]
thermales dans l'oubli, il se fit, au XVe siècle, u[n]
grand bruit dans les châteaux et parmi la haut[e]
aristocratie, au sujet d'une guérison merveilleus[e]
opérée à Ussat : le seigneur de la châtellenie de Gu[-]
danes, à la suite des fatigues d'une longue chasse[,]
tomba perclus de tous ses membres...... Le ma[l]
ne cédait pas, et, l'art étant à bout de moyens[,]
les habitants de la contrée, qui avaient v[u]
souvent des animaux blessés ou malades, veni[r]
instinctivement se vautrer dans la mare bourbeus[e]
et fumante de la vallée, et qui, profitant de ce[t]
enseignement, allaient eux-mêmes y guérir ou sou[-]
lager leurs infirmités, témoignèrent devant le sei[-]
gneur de Gudanes, de l'efficace vertu de ces eaux[.]
Celui-ci convaincu, se laissa transporter, chaqu[e]
matin, dans la mare limoneuse.

A quelques jours de là, le seigneur, dont le[s]
membres s'assouplissaient, était déjà sur pied e[t]
reprenait ses excursions.

Par cette cure remarquable recommença la répu[-]
tation de ces sources bienfaisantes, et ce qui n[e]
contribua pas moins à les remettre en lumière, c[e]
fut l'écho retentissant des fureurs que causa au[x]

eigneur du lieu, la liberté grande prise par ce
oisin rival, de venir se redresser et guérir sur ses
rres sans sa permission.

Bientôt on jeta sur la mare quelques abris en
lanches et on creusa graduellement un certain
ombre de cuves garnies en lames d'ardoise; la
ogue y appela un grand concours de malades qui
enaient se soumettre *au régime des bouës, pour
btenir soulagement et guérison d'une foule de maux.*

Les boues et les eaux d'Ussat, d'après *d'anciens
rits*, très-onctueuses au toucher, ont toujours
ui d'une propriété spécifique contre les irritations
s organes parenchymateux et membraneux, et
une action thérapeutique non moins remarquable
ntre les diverses névroses : elles ont toujours agi
mme antiphlogistiques et comme antispasmodiques
ont produit souvent des guérisons inespérées,
rtout dans les maladies des voies digestives, les
fections si variées de l'utérus et les rhumatismes
rveux.

Les boues étaient composées d'alumine, de silice,
carbonates et de sulfates de chaux, de magnésie et
fer oxidé; elles arrivaient abondamment au fond
bain avec l'eau native et avec de nombreuses
lles de gaz acide carbonique libre, à travers le

sol et les joints des ardoises, en traînées épaisses et sous forme de sédiment savonneux que les malades répandaient en onctions sur tout le corps (a) (*).

D'après les expériences faites, en 1809, par Figuier, professeur de Chimie à l'école de Montpellier, cent parties de ce sédiment contenaient, savoir :

Alumine.	40	parties.
Carbonate de chaux. .	20	id.
Sulfate de chaux. . .	10	id.
Fer carbonaté.	2	id
Silice.	28	id.

« Ces boues, ajoute ce savant, déposées au fond des cuves, méritent de fixer l'attention : la terre argileuse qu'elles contiennent et dont une partie est tenue en suspension dans l'eau, doit lui donner la douceur et l'onctuosité qui la caractérisent; propriétés qui avaient fait considérer cette eau comme savonneuse. Cette terre argileuse doit contribuer aux vertus dont jouissent ces bains, spécialement lorsqu'il faut adoucir la fibre, l'âcreté des humeurs; calmer le système nerveux, combattre les rhumatismes et les maladies cutanées. »

(*) Les lettres alphabétiques entre parenthèses, indiquent les Notes historiques placées à la fin de l'ouvrage.

Il est très-essentiel de constater cet ancien état de choses, si fécond en résultats, que les exigences thérapeutiques pourraient bien, un jour, faire rentrer, comme complément, dans le système d'application thermo-minérale d'Ussat.

En outre, ce chimiste, après avoir reconnu que ces eaux, *acidules* ou *gazeuses tempérées*, comme on les qualifiait alors, douces et onctueuses, ayant de la saveur, mais point d'odeur, laissaient dégager, de temps en temps, du gaz acide carbonique en grosses bulles qui venaient crever à la surface du bain, procéda à l'évaporation de 12 kilogrammes 250 grammes d'eau minérale des bains et obtint un résidu qui pesait 11 grammes, ce qui donne, pour un kilogramme d'eau, 0,899 milligrammes de résidu sec. La même quantité d'eau minérale fournit quatre pouces cubes et un sixième d'acide carbonique; ce qui équivaut à 90 centimètres cubes: un kilogramme d'eau contenait donc 7 cent. 55 mill. de cet acide, à l'état gazeux.

Les substances dont l'analyse, faite par le professeur de Montpellier, démontra l'existence dans l'eau d'Ussat, sont les suivantes:

Un litre d'eau lui donna :

Chlorure de magnésie.	0 gr.	054
Sulfate de magnésie.	0	276
Carbonate de magnésie. . . .	0	010
Carbonate de chaux.	0	268
Sulfate de chaux.	0	506
Perte.	0	005
Total.	0 gr.	899

Une même quantité d'eau de la fontaine (12 ki[
230 gr.) fut analysée par les mêmes moyens : l[
quantité d'acide carbonique obtenue fut un pe[
moindre que celle des bains. Le poids du résidu d[
l'opération pesa 10 grammes 55 centigrammes, con[
tenant par chaque litre d'eau :

Chlorure de magnésie.	0 gr.	054
Sulfate de magnésie.	0	278
Carbonate de chaux.	0	261
Carbonate de magnésie.	0	005
Sulfate de chaux.	0	279
Perte.	0	006
Total.	0 gr.	865

Ce résultat amena Figuier à formuler ain[
les propriétés de cette boisson thermo-minérale[

« L'eau de la fontaine, qui est destinée à être pris[

« intérieurement, doit aussi posséder des vertus
« médicamenteuses. Les médecins versés dans l'ana·
« lyse des eaux minérales et dans leur application
« à l'économie animale, ont reconnu des vertus
« fondantes à celles qui contiennent des sels déli-
« quescents, même en petite quantité. Celle de la
« buvette d'Ussat recèle une assez grande proportion
« de muriate de magnésie, qui est un sel de ce
« genre. Le sel d'epsom qui y est contenu dans une
« plus grande quantité, doit rendre ces eaux apé-
« ritives. L'acide carbonique, quoique y existant
« en petite quantité, doit les rendre légèrement to-
« niques; et l'air atmosphérique, que l'expérience
« m'a démontré y être abondant, en imprimant à
« cette eau le caractère de légèreté que je lui ai
« reconnu par la comparaison de sa densité avec
« celle de l'eau distillée, doit également concourir
« à ses vertus médicamenteuses. »

Les remarquables effets des eaux d'Ussat étaient
déjà prouvés par une suite d'observations consignées
dans les écrits de plusieurs médecins; ils attestaient
leur efficacité *pour assouplir et ramollir les fibres*
dans le cas de trop de tension et contraction des
muscles ; dans la rétraction et desséchement des
membres ; dans les ankiloses et endurcissements des

enveloppes articulaires ; dans les douleurs rhuma-
tismales particulièrement nerveuses ; dans les coliques
soit néphrétiques, produites par du gravier, du
sable dont elles facilitent la sortie ; soit intestinales,
causées surtout par des spasmes ou des crispations
nerveuses. Les femmes y trouvaient un puissant
remède contre les fleurs blanches et les irritations
utérines. Le triomphe de ces eaux éclatait principa-
lement dans les affections mélancoliques et hypochon-
driaques, dans les vapeurs, les attaques hystériques.

Néanmoins, les sources thermales d'Ussat, d'a-
près le professeur Alibert, furent longtemps né-
gligées et presque abandonnées, à cause de la
mauvaise construction des loges et de l'insouciance
des Administrateurs de cette époque.

Grâces à quelques améliorations qui furent in-
diquées par le docteur Pilhes, praticien recom-
mandable qui dirigeait alors l'Etablissement, ces
Bains recouvrèrent un nouvel éclat : on y vit arriver plusieurs princes étrangers, notamment le
prince russe Georges Gallitzin, et ce fut en 1807
que le roi de Hollande, l'auguste père de S. M.
Napoléon III, vint guérir à Ussat, d'une maladie
grave qui lui interdisait la locomotion (B).

On se souvient que, vers cette époque, il y eut

une telle vogue à Ussat, que les hôtels étant in-
suffisants, on couchait dans les corridors, dans les
voitures, dans les villages voisins et que, pour se
baigner, on organisa un service de nuit. C'est dans
les saisons de 1809 et 1810 surtout, où le célèbre
docteur Chrestien et le chimiste Figuier, de Montpellier, vinrent demander personnellement la santé
à nos sources, que l'affluence fut plus considérable
et que l'on vit encore des personnages de haute
distinction fréquenter, en grand nombre, cet
Etablissement.

Les registres de ce temps attestent qu'il y eut
une multitude de guérisons des plus remarquables
qui augmentèrent la confiance publique (c).

Certes ce n'était pas le confortable qu'on y trouvait alors, ni les spectacles, ni les plaisirs bruyants
qui appelaient à ces Bains une telle affluence;
c'étaient les cures qu'ils opéraient chez des malades
reconnaissants qui en proclamaient l'efficacité.

Le docteur Guerguy, qui avait été appelé à l'inspection d'Ussat, après avoir fait une longue étude de
l'action particulière de ces Bains sur l'économie animale, les regardait comme spécialement propres à
combattre certains désordres du système nerveux. Il
pensait que, s'ils étaient convenablement entourés

d'habitations commodes et analogues aux besoins ainsi qu'aux habitudes de la classe opulente de Paris et des autres grandes villes, ils pourraient être fréquentés avec le plus grand avantage. Il ne balançait point à les conseiller «dans les diverses affections du système utérin, dans les flux leucorrhéiques et les métrorrhagies dépendantes d'un excès de sensibilité; dans les menstruations irrégulières, mais surtout dans les vapeurs hystériques. Les malades atteints de spasmes convulsifs, comme par exemple de la danse de St-Guy, du tic facial, etc., y trouvent d'ordinaire un soulagement. Ces Bains sont pareillement efficaces dans quelques rhumatismes qui prennent le masque des névralgies. »

Il n'existait alors à Ussat, dit le docteur Alibert dans son *Précis sur les Eaux minérales*, que dix-huit cabinets de bains, distingués seulement par ordre numérique; mais dans le courant de l'année 1822, ils furent, par la munificence du Gouvernement, portés au nombre de vingt-six. Cet auteur ajoute que l'on creusa les nouvelles baignoires *dans le sol, dans le lit même du ruisseau souterrain*, les unes dans des espaces entre les anciennes, d'autres immédiatement au-dessous, sur le même alignement (*Pl.* Ire).

Alors aussi les Bains d'Ussat étaient entourés de naissants ascensionnels d'eau froide et étaient assis sur la nappe d'imbibition sous-jacente du lit de l'Ariége ; leur température, ainsi que leur niveau, obéissant aux mouvements de la crûe ou de l'étiage de la rivière, subissaient des variations fréquentes qui nuisaient souvent au service pendant la saison. Ainsi, il est constaté que, pendant les saisons thermales de 1774 à 1787, le niveau des eaux descendait d'un demi-pied et plus dans les baignoires et que leur température éprouvait aussi des décroissances subites de 29 degrés R. à 26°, 24°; en sorte que tel bain qui était tempéré une année, se trouvait froid l'année suivante.

Ainsi la piscine dite *des pauvres* et le premier bain que l'on appelait *le bain de Fraxine*, étaient suivis et d'une température agréable en 1786 ; on ne s'y baignait plus en 1787, à cause de leur refroidissement, et c'est à grand'peine qu'un sieur Lafosse, qui, cette année même, avait construit deux bains, parvint à en écarter des sources froides qui éteignaient la chaleur des eaux thermales.

Cependant, quelques réparations bien exécutées, le canal hydrostatique qu'alimentait, en face des Bains, l'eau de fuite du moulin et que l'on régla par des vannes de décharge; enfin, un mur très-épais et bien cimenté, établi en 1808, sur toute la longueur des Bains, par le nouveau fermier, remédièrent, en partie, à ces graves inconvénients: l'action des eaux de l'Ariége se fit moins sentir, et les températures des bains, si différentes d'un cabinet à l'autre, acquirent quelque fixité. Le chimiste Dispan, professeur à l'Ecole des sciences de Toulouse, avait relevé, le 6 septembre 1807, à sept heures du matin, les températures suivantes, l'air atmosphérique étant à onze degrés Réaumur:

Bains.	Degrés Réaumur.
Nos 1.	28,5.
2.	27
5.	25,5
4.	26,5
5 Bain du Roi de Hollande	28
7.	25,5
8.	24,5
9.	27
10.	24
11.	24
12.	22

Plusieurs fois et à des heures différentes, le professeur Figuier, de Montpellier, constata, en 1809, c'est-à-dire après les travaux du fermier, l'augmentation et la graduation des températures, ainsi qu'il suit :

	Bains.	Degrés Réaumur.
Nos	1	30
	2	30,5
	3	29
	4	29
	5	30
	6	28
	7	28,5
	8	27,5
	9	28,5
	10	28,5
	11	27,5
	12	27

Quelques infiltrations étant survenues, nous avons nous-même mesuré la température des bains d'Ussat au mois d'août 1820, c'est-à-dire dix ans après; elle marquait, au thermomètre Réaumur et centigrade :

Bains.		Réaumur.	Centigrade.
Nos	1, 2, 4........	29° —	56,5
	5..........	28° —	25
	6..........	25° —	54
	9..........	26° —	52,5
	10..........	28° —	55
	11..........	27° —	54
	12..........	24° —	50
	15..........	28° —	55
	16..........	25° —	54

Quant à la pesanteur spécifique de ces Eaux, M. Dispan l'évaluait à 1,002, à l'air extérieur d'Ussat (D), l'eau distillée étant 1,000. M. Figuier la trouva de 1,002,528, prise à Montpellier, la température extérieure étant de 10 degrés.

Telles se maintinrent, à peu près, les eaux jusqu'en 1858, où des infiltrations de l'Ariége, venant du côté d'Ornolac et traversant les éboulis calcaires du pied de Ramploques, envahirent le périmètre des Bains et apportèrent une nouvelle perturbation dans la température que nous trouvâmes en l'état suivant :

Bains.		Réaumur.
Nos	1..............	froid
	2..............	26°
	3..............	26°

Bains.	Réaumur.
4	$27°$
5	$26°$
6	$26°$
7	$26°$
8	$26°$
9	$27°$
10	$28°$
11	$26°$
12	$28°$
13	$28°$
14	$27°$
15	$28°$
16	$28°$
17	$26°$
18	$26°$
19	froid
20	25

21, 22, 23, 24, 25 26 froids.

Les huit bains, dits Louët, qui faisaient suite, tombèrent de $27°$ à $24°$.

Le service, dès lors, devenait impossible et l'abondante promiscuité de l'eau froide avec l'eau minérale, menaçait l'Etablissement thermal d'une ruine prochaine. Il fallait renoncer à son exploitation ou entreprendre une œuvre difficile et sérieuse pour rechercher, aménager les sources et les abriter contre l'invasion des eaux étrangères.

Heureusement le bail à ferme, si improductif, d'Ussat venait de cesser, et l'Administration, animée du désir d'accroître, un jour, la richesse de l'Hospice de Pamiers et d'ouvrir largement ses portes au malheur, prit son courage à deux mains et tenta l'entreprise du remaniement et de la restauration de ce patrimoine des pauvres.

Dès l'hiver de 1839, elle fit exécuter des fouilles et commença les travaux.

En 1840, une commission scientifique nommée par le Ministre, et composée de MM. VIGUERIE, chirurgien en chef de l'Hospice de Toulouse; DIEU-LAFOY, docteur-médecin à Toulouse; FONTAN, docteur-médecin à Paris; ABADIE père, ingénieur hydraulique à Toulouse; MAGNES-LAHENS, pharmacien à Toulouse; LEMOYNE, ingénieur en chef des ponts-et-chaussées à Foix; FRANÇOIS, ingénieur des mines de Vicdessos; Deux membres de la commission administrative de l'Hospice de Pamiers, propriétaire des Bains (E); PEIRE, maire de Pamiers; Le Médecin-Inspecteur d'Ussat; OURGAUD, médecin en chef de l'hospice de Pamiers, se transporta sur les lieux et appuya les projets de remaniement total et de réédification des Bains; et, pour réaliser ces grands projets, d'après les plans et devis approuvés par le Conseil des bâtiments civils, il n'a pas fallu moins de quinze années de travaux et de sacrifices qui ont coûté, en dépenses ordinaires ou extraordinaires, et en achats de terrains, environ 400,000 francs.

Aussi le but a été parfaitement atteint, au double point de vue thérapeutique et architectonique; et les Thermes d'Ussat sont aujourd'hui un monument.

USSAT MODERNE.

Ussat-les-Bains est situé à 5 kilomètres S.-E.
de Tarascon-sur-Ariége en remontant la rivière,
à 18 kilomètres S. S.-E. de Foix, à 24 kilomètres
N.-O. de la station hydro-sulfureuse d'Ax, et au
fond d'une vallée de soulèvement de 550 mètres de
largeur, entre deux montagnes calcaires très-escar-
pées, dont la chaîne est dirigée du N.-O. au S.-E.

Le milieu de cette vallée est occupé par le lit de
l'Ariége, dont le niveau est à 454 mètres au-dessus
de la mer.

Sur la rive gauche passe la route impériale de
Toulouse à Ax et en Espagne; la rive droite est
complantée de bosquets, de massifs épais et d'allées
variées dont la végétation vigoureuse répand la
fraîcheur et la vie dans ces lieux contrastés par
l'aridité des monts qui l'enserrent.

C'est sur la berge droite et au nord-est de la
vallée, au pied de la montagne taillée à pic et haute
de 216 mètres, que sont situées les sources thermales d'Ussat. Elles sourdent sous une couche
épaisse d'éboulis calcaires et d'alluvions, à travers
les fissures d'un banc de schiste stratifié, soulevé
obliquement au thalweg de la vallée, sous une

inclinaison variée et à peu d'élévation au-dessus du niveau des bains et de l'Ariége, et de manière que la nappe d'eau chaude est toujours superposée, *et non pas juxta-posée*, à la nappe *sous-jacente* de l'eau d'imbibition de la rivière.

La montagne située au sud-est des Bains, au-delà de la rivière et de la route, s'élève abrupte, à 318 mètres de hauteur. Il y a, dans son intérieur, des grottes d'une étendue imposante, offrant un des beaux spectacles de la nature. Les voûtes et le sol de ces vastes souterrains sont tapissés de concrétions de chaux carbonatée, aux formes desquelles la crédulité vulgaire a donné, de tout temps, les noms les plus étranges, ayant l'apparence de draperies largement plissées, de figurines diversement façonnées, ou d'objets d'art d'une sculpture variée, en même temps que de belles stalactites et stalagmites présentent, par leur réunion, une suite de colonnes de différentes formes et grandeurs, qui soutiennent les voûtes et dont la vue est infiniment agréable (F).

Le voisinage de la rivière de l'Ariége, l'élévation de ses eaux ou leur abaissement à l'étiage, par un effet de pression et de dépression hydraulique, exerçaient sur l'eau thermale une influence perturbatrice et tyrannique à laquelle, après de longs et dispendieux travaux dirigés par MM. François, ingénieur, et Durrieu, architecte, elle a fini par être soustraite, grâce aux efforts persévérants de l'Administration hospitalière de Pamiers.

Ainsi, les principaux travaux d'aménagement des eaux et de reconstruction des Bains d'Ussat, ont été terminés et l'Etablissement a subi une entière transformation : les nouveaux Thermes, totalement réédifiés en recul de quinze mètres vers la montagne et mis, par le captage des eaux froides et par des murs d'enceinte, à l'abri des invasions et de l'immixtion des eaux de l'Ariége; présentant une série architectonique de quarante-deux cabinets de bains, avec salle d'inhalation ou *vaporium* (*), avec douches variées et buvettes commodes, de la plus élégante simplicité; un bassin de distribution ou *galerie baigneuse*, qui alimente quarante baignoires en marbre blanc de Carrare, à température variée et constante, avec vidange et renouvellement des eaux à volonté; un vaste péristyle abritant les bains et les baigneurs

(*) Nous nous sommes permis une distinction entre les mots *vaporium* et *vaporarium* : nous appelons *vaporium* le lieu destiné à recevoir, dans les Etablissements thermaux, la vapeur naturelle de l'eau minérale, le nom de *vaporarium* devant appartenir aux bains de vapeur artificielle, ou provenant de l'eau que l'on fait chauffer. ainsi qu'on le pratiquait chez les Romains au moyen de l'*hypocauste*.

sous ses voûtes ogivales et ses longues arcades; l'Hospice approprié au logement et à la réfection des pauvres, et confié aux soins des Sœurs de la Charité; l'Hôtel, ainsi que la Maison carrée de l'Administration, restaurés et meublés; la Chapelle reconstruite sur les plans de l'habile M. Layrix, le pont réparé, les promenades embellies et augmentées : tel est aujourd'hui Ussat dans sa réformation, offrant le confortable que recherche l'aisance et répondant aux exigences que réclame la thérapeutique.

Ajoutons que, pour répandre et vulgariser les propriétés physiques et chimiques de ces eaux minérales, l'Administration en a confié l'analyse à un chimiste célèbre, M. Filhol, professeur à la Faculté des sciences et directeur de l'Ecole de Médecine de Toulouse, travail remarquable de la science moderne qui a été déjà publié et dont nous aurons à consigner les résultats (*).

(*) Lorsque cette analyse, longue et délicate, fut terminée et que l'Hospice de Pamiers vint offrir à M. Filhol une juste rémunération, celui-ci répondit : « Le travail d'Ussat regarde les pauvres, je n'accepterai rien. »

Qu'il nous soit permis, au nom de l'Administration hospitalière de Pamiers, de rendre ici un hommage public de reconnaissance pour son œuvre et pour sa générosité, à cette célébrité de notre Midi, à cet homme éminent et modeste, dont le désintéressement et la bonté du cœur égalent le profond savoir.

Aujourd'hui donc, Ussat est fait : il a aménagé le régime de ses eaux selon le besoin des malades; il a revêtu, dans sa réédification, toute l'élégance des formes modernes (*Pl. II*); il a pris rang, par son importance et sa spécialité, parmi les premiers Etablissements thermaux pyrénéens; et si l'on a pu invoquer, dans le temps, comme obstacle à la fréquentation de nos eaux, les difficultés de communication et la lenteur dispendieuse des voyages, rendant nos sources peu accessibles à la plupart des fortunes; les fatigues même d'un long et pénible parcours pouvant aggraver l'état des malades ou rendre l'action des eaux infructueuse, aujourd'hui l'établissement et l'amélioration des routes, objet incessant de la sollicitude des Administrations; les chemins de fer surtout, dont la ligne directe et commode, se construit dans notre département et se dirige presque jusqu'aux portes d'Ussat, permettront à toutes les conditions, à toutes les souffrances de venir demander à nos sources une guérison ou un soulagement qu'on est à peu près toujours certain d'y trouver.

Déjà d'ailleurs, Ussat, par les travaux récents qui ont assuré le régime de ses eaux, par son heureuse situation et par les embellissements de toute

sorte réalisés ou en voie d'exécution, satisfait en
même temps aux intérêts de l'utile et de l'agréable : dans cette station thermale, au milieu d'une
végétation luxuriante que domine la sublimité sau-
vage des roches de la vallée, il y a de charmantes
promenades, de riants bosquets, de fraîches prai-
ries que baignent les flots de l'Ariége; il y a des
ruines et des lieux historiques, des sites pittores-
ques, grandioses, et des grottes curieuses que les
baigneurs, à l'aide de guides, visitent en caravane;
que les Dames vont voir, à cheval sur les pacifi-
fiques montures du pays, servant *de trains de
plaisir*. On y trouve des hôtels confortables, des
habitations commodes pour toutes les conditions,
des salons paisibles où l'on converse, où l'on rit,
où l'on joue; des salons plus animés où l'on chante,
où l'on fait de la musique, où l'on danse, où l'on
passe son temps sans ennui comme sans excès : il
y a assurément beaucoup d'autres stations et des
plus recherchées, soit en France, soit ailleurs, où
l'on ne suffoque pas davantage d'émotions.

Déjà aussi l'affluence revient à Ussat (G) : des no-
tabilités médicales de tous les points de la France et
même de l'étranger lui accordent leur patronage.
C'est principalement le rendez-vous du beau sexe;

c'est le bain des Dames avec leurs spasmes, leurs névroses et les affections diverses qui les affligent.

Les Dames entraînent toujours à leur suite des parents, des connaissances qui forment cette partie de la population baigneuse qu'on appelle les *oisifs* ou les *touristes*, qu'il faut amuser et divertir. Le reste, qui constitue la majeure partie de cette population, se compose de malades et de valétudinaires qu'il faut guérir ou soulager.

Les premiers, attachés aux plaisirs, recherchent les jeux bruyants, les spectacles, les concerts, les émotions. Ceux-ci, au contraire, devenus *nerveux* pour avoir trop vécu de la vie du monde ou par suite de chagrins de famille, de revers de fortune, d'espérances déçues, de travaux excessifs de cabinet, accourent dans cette vallée riante pour y trouver le calme, le repos et les bienfaits d'un air pur, d'un climat tempéré et d'une eau salutaire. Pour eux, le tumulte, les divertissements, l'agitation, en un mot, seraient en révolte contre l'hygiène et même contre la loi la plus sacrée, *la loi de l'humanité*. A Ussat donc, la magie des séductions bruyantes s'arrête devant la spécialité de certaines douleurs, devant l'impuissance de certaines constitutions.

Sans doute ces deux éléments de la population qui fréquente les eaux d'Ussat, ne sont pas rigoureusement incompatibles; ils peuvent et doivent même se confondre avec certaines précautions et dans une certaine mesure. Sans doute les distractions qui amusent la douleur, les jouissances paisibles qui la font oublier, doivent trouver place dans les Thermes d'Ussat, mais à la condition expresse d'être réglées par le Médecin dont la souveraineté bienfaisante ne saurait être usurpée par la spéculation; car lui seul sait comment il faut les associer au régime des eaux; et il doit même étendre sa surveillance jusqu'au régime alimentaire dont l'influence est si puissante dans le traitement thermal.

C'est ainsi qu'avec la nouvelle Inspection commence, dans le service, une organisation appropriée au bien-être des malades si divers et à la nature même d'un Etablissement dont les eaux, par leur action *toni*-sédative, s'adressent à toutes les conditions, à tous les âges, à l'un et l'autre sexe, aux constitutions les plus opposées : on voit là une société nombreuse, élégante et variée; sur la liste des baigneurs figurent, à côté du simple artisan, le propriétaire, le rentier et le magistrat, l'homme d'affaires et l'homme de lettres, les noms les plus distingués du monde des grandes villes, les sommités aristocratiques de tous les pays.

Aussi, dans ce séjour où se trouvent réunis des éléments si disparates, est-ce un spectacle assez étrange que de voir en présence les uns des autres, sur le même terrain, des gens, différant de costumes et de langage, qui viennent, les uns demander la santé, les autres chercher des divertissements; les valétudinaires se traînant lentement dans les allées du parc; les élégants, les jeunes femmes, marchant d'un pas léger, les souffrances côtoyant les plaisirs, les buveurs d'eau minérale voisinant avec les buveurs de vin mousseux.... et tout cela s'arrange de façon à ce qu'il n'y ait rien d'attristant pour les uns, rien de blessant pour les autres; dans ce site heureux où l'on vit, pour ainsi dire, d'une vie de famille qui noue vite et entretient ces relations pleines d'attrait et procure ces distractions agréables, ces récréations paisibles qui font partie du traitement thermal et qui complètent souvent le bon effet des eaux.

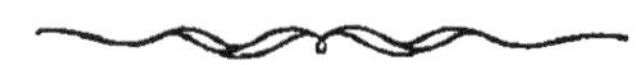

HYDROLOGIE ET THÉRAPEUTIQUE

D'USSAT.

Les Eaux minérales dont le département de l'Ariége est si largement doté, trop longtemps improductives dans la mesure surtout de leur diversité et de leurs vertus (*), embrassant un cadre étendu d'indications thérapeutiques, constituent une véritable richesse susceptible d'un immense avenir pour le pays.

De tous les établissements thermaux de l'Ariége, Ussat est, sans contredit, celui qui, jusqu'à présent, s'est imposé les plus grands sacrifices; celui qui a le plus marqué les progrès combinés de l'hygiène et de l'industrie.

Les Bains d'Ussat, malgré leur supériorité incontestable, ont subi, dans leur fortune, de nombreuses péripéties qui les ont arrêté longtemps

(*) Ces eaux minérales sont : les Eaux saines d'Ussat, les Eaux sulfureuses d'Ax et de Carcanières; celles ferrugineuses de Pamiers et de Ste-Quitterie; gazo-ferrugineuses d'Audinac; acidules-gazeuses de Foncirgue, et les Eaux purgatives et anti-syphilitiques d'Aulus.

dans leur essor. Les causes de cette instabili
sont diverses : c'était, tantôt la difficulté d'arriv
sur les lieux, faute de routes praticables, et
défaut de logements suffisants et commodes pou
y séjourner; tantôt le mauvais état des bains
les variations qu'ils offraient dans leur températur
leur niveau et leurs effets médicateurs, par suite
l'immixtion fréquente de l'eau froide et des pert
de l'eau thermale.

Aujourd'hui, grâce au perfectionnement et à
facilité des voies de communication qui, bientôt
ne laisseront plus rien à désirer; grâce à la mul
tiplicité des constructions qui se sont élevées à Ussa
et aux nouveaux hôtels qu'on y approprie tous l
jours; grâce aussi et surtout aux améliorations in
troduites dans l'aménagement et la distribution de
sources thermales; toutes ces causes d'éloignemen
des malades ont cessé, et les modifications progres
sives, opérées à leur avantage, doivent contribue
à les appeler dans un Etablissement que nul autr
ne peut remplacer pour le traitement d'une foul
d'affections qui sont spéciales à Ussat.

Une autre cause probable, qui peut contribuer
diminuer la fréquentation de ces Bains et la confianc
qu'ils doivent inspirer, c'est le défaut de surveil

lance dans la direction hygiénique et balnéaire des malades durant le traitement hydro-minéral où tout doit concourir à la manifestation médicatrice des eaux : l'acclimatement, la température des bains, la saturation graduelle, l'emploi à propos de la buvette, de la douche, de la vapeur; le régime alimentaire et une médication auxiliaire, sont des moyens puissants dans les mains de l'Inspecteur.

C'est l'oubli des règles de l'hygiène qui fait souvent l'insuccès dont on rend les eaux responsables; c'est l'emploi inopportun ou mal dirigé des bains et des températures qui peut nuire et faire naître des indispositions. On ne se jette pas, quoi qu'on en dise, impunément au hasard, dans les bains d'Ussat: ces eaux ont aussi leur code et leur politique, s'il est permis de s'exprimer ainsi. Que de malades sont revenus cette saison dernière, qui, n'ayant obtenu, les années précédentes, qu'un léger soulagement, ont été amenés, par nos conseils, à un emploi plus judicieux des eaux, et sont partis, cette fois, d'Ussat avec des expressions de vive reconnaissance et entièrement guéris; combien d'autres y aggravaient leur mal ou y contractaient quelque affection nouvelle; témoin, entre autres, cette jeune Dame de Chalabre qui, venue pour une maladie de son sexe, voulut, malgré nos avis, se diriger à son gré, et qui, tombée dans l'agitation et l'insomnie, accusant d'horribles céphalalgies, eut recours, désolée et plus docile, à notre consultation. Son accident cessa en changeant de bain et de régime, et elle nous quitta, le quinzième jour, en constatant la guérison du mal qui l'avait conduite à Ussat.

Il est aussi bon nombre de malades qui ont dû leur guérison rapide à des cautérisations prudentes, à l'association opportune des antispasmodiques, des eaux voisines sulfureuses d'Ax, ou ferrugineuses de Sainte-Quitterie.

D'autre part, ces bains, malgré leur valeur thérapeutique, ne sont guère connus de la généralité des Médecins, que sur de vagues indications, et c'est encore une publicité sérieuse qui a manqué jusqu'ici à cet Etablissement et qui l'a empêché d'atteindre ce haut degré d'importance que lui assignent les propriétés exceptionnelles de ses eaux.

Une œuvre donc reste à faire, maintenant qu'Ussat, réédifié, a triomphé de tous les obstacles; c'est de porter résolûment le flambeau de l'expérimentation sur ce foyer de santé et de vie; c'est de révéler au monde médical la puissance curative de ces sources salines par la publication d'attentives

observations pratiques, argument probant et irré-
cusable de leur efficace vertu.

Puissions-nous avoir marqué le but aux yeux
de nos confrères en complétant les données qu'a
fournies l'analyse chimique de nos eaux, par
une autre analyse non moins importante, à laquelle
nous allons nous livrer : l'analyse médicale ou cli-
nique des faits qui viennent de frapper notre attention à Ussat.

Propriétés physiques et organoleptiques.

« Les sources thermales d'Ussat, dit M. Filhol,
dans la savante analyse qu'il en a publiée, « occu-
« pent un rang trop distingué parmi les eaux sa-
« lines qui sont disséminées sur divers points de la
« chaîne des Pyrénées; pour que tout ce qui a
« trait à leur histoire, ne soit pas de nature à in-
« téresser les Médecins et les malades. Les eaux
« d'Ussat sont limpides, incolores, sans odeur;
« leur saveur, peu prononcée, est légèrement
« amère. »

Leur température, qui n'éprouve aujourd'hui
que des variations à peine sensibles, était, dans
le courant de la dernière saison, savoir :

Galerie n° 1, réunissant les divers griffons qui

Centigrades.

alimentent l'entrée de la galerie baigneuse. 37⁰

Galerie n° 4, dite tempérante...
1ʳᵉ source. 29⁰
2ᵐᵉ source. 28⁰

Eau des Bains :

Baignoires N° 1 à 9. . . . . 35⁰5
N° 10 à 15. . . . . 34⁰5
N° 16 à 21. . . . . 34⁰
N° 22 à 27. . . . . 33⁰5
N° 28 à 32. . . . . 33⁰
N° 33 à 38. . . . . 32⁰5

Eau inférieure. . . . .
31⁰
30⁰

D'où il résulte que ces bains, disposés successivement, comme les touches d'un clavecin, offrent une série de températures décroissantes, entre 37 et 31 degrés centigrades, · qui forment une sorte de gamme thermale modulée selon les divers besoins de la thérapeutique; immense avantage que ne possède nul autre établissement.

Toutes les baignoires ont leur fonds hermétique; elles s'alimentent par le bas de la paroi latérale adossée à la montagne et sont à courant continu; elles sont munies d'un trop-plein à niveau variable qui permet de régulariser l'action de l'eau pendant la durée du bain. La vidange de chaque baignoire est indépendante; elle peut se faire rapidement et à volonté.

En outre, de même que les eaux d'Ussat ont un régime exceptionnel et jouissent de propriétés curatives spéciales, elles ont aussi un calorique particulier : il y a chaleur et chaleur, comme il y a lumière et lumière; elles se refroidissent plus lentement que si elles étaient chauffées artificiellement; elles exercent sur l'économie animale une tout autre action que le calorique émané du soleil ou de nos foyers. Le malade éprouve, en s'y plongeant, une première impression de fraicheur qui se change bientôt en une sensation de chaleur douce et bienfaisante; elles offrent, dans certains cas, une action organoleptique surprenante : ainsi, nous avons vu plusieurs névropatiques éprouver des frissons dans les plus hautes températures et accuser trop de chaleur dans la plus basse thermalité. A la température de 36 et 37 degrés, elles semblent à peine tièdes au toucher et au goût et, loin de nuire à la végétation, elles donnent aux plantes plus de verdeur et plus de fraicheur (*).

______

(*) Nous avons nous-même vérifié plusieurs fois ce fait que, jetant des fleurs dans les eaux les plus chaudes d'Ussat, elles s'y tiennent longtemps aussi fraîches que sur la tige; et c'est, sans doute, à cette

Propriétés chimiques.

Plusieurs chimistes renommés se sont livrés à des recherches sur la nature et la composition des eaux d'Ussat. Après Pilhes, Dispan et Magnes, MM. Patissier et Fontan s'en sont occupés. On a loué surtout le beau travail de Figuier; mais nous nous arrêtons de préférence sur l'analyse que vient d'en donner M. Filhol, parce qu'elle est la plus exacte et qu'on peut l'offrir comme un modèle.

Les réactions signalées par cet éminent chimiste démontrent que l'eau d'Ussat contient de l'acide carbonique, des carbonates, des sels de chaux, des sels de magnésie, des sels de potasse et de soude, des chlorures, des sulfates; il propose de représenter comme il suit, la composition de l'eau minérale d'Ussat :

Eau, un litre.

Acide carbonique.	16 gr. 57
Azote.	20 58
Oxigène.	1 05
Total.	38 gr. 00

propriété qu'est due la belle et vigoureuse végétation du parc et des environs des Bains.

Carbonate de chaux. . . . . . . 0 ^{gr}. 6995
Carbonate de soude. 0   0381
Carbonate de magnésie. . . . . traces.
Carbonate de fer. . . . . idem.
Sulfate de magnésie. 0   1791
Sulfate de soude. 0   0583
Sulfate de potasse. 0   0200
Sulfate de chaux. 0   1920
Chlorure de magnésium. . . . 0   0420
Matière organique et perte.. . . 0   0471

Total. . . . . . 1 ^{gr}. 2761

Il ajoute en terminant : « Les résultats de l'ana-
» lyse prouvent jusqu'à l'évidence que les eaux
» d'Ussat sont devenues plus chaudes, plus riches
» en acide carbonique et en matières salines, et,
» par conséquent, plus pures par les travaux exé-
» cutés pour le captage et l'aménagement des
» sources dans ce nouvel Etablissement. »

Ces déductions importantes; la richesse et l'heureuse combinaison des principes minéralisateurs
révélés par cette analyse, indiquent manifestement,
dans ces sources, les conditions les plus favorables,
les agents les plus précieux pour la médecine; et
cependant, là n'est pas le dernier mot de l'action mé-

dicatrice des eaux salines d'Ussat : c'est à l'expérience qui, déjà, les a classées au rang des plus heureuses acquisitions thérapeutiques, à fournir, sur leurs indications, des renseignements pratiques à la science médicale.

Propriétés médicinales et mode d'action.

Au milieu de la confusion qui règne dans les travaux des hydrologues sur les eaux salines, pour expliquer leur action, les docteurs Pétrequin et Socquet, dans leur *Traité général et pratique des Eaux minérales*, sont obligés de reconnaître qu'on ne peut attribuer l'action minérale des eaux salines, *uniquement* aux bases *soude, potasse, chaux* ou *magnésie* qu'elles renferment, ni aux acides chlorhydrique ou sulfurique combinés à ces bases, et ils en sont réduits à déclarer que ces eaux n'agissent sur l'économie que par un *nouveau composé* auquel ces deux substances (base et acide) donnent naissance.

D'après les observations recueillies chaque jour, on ne saurait le méconnaître, il y a dans les eaux d'Ussat, à part leur composition chimique, un *nescio quid*, dépendant de circonstances modificatives telles que : le calorique *sui generis*, l'électromagnétisme terrestre, les influences météorologiques, la position topographique même qui jouent chacune son rôle, qui échappent aux instruments les plus précis; et ce *quid ignotum* indéfinissable est si *réel* que, malgré la perfection des procédés synthétiques, une eau thermale artificielle, formée des mêmes principes minéralisateurs que contient celle d'Ussat, n'aurait plus le même mode d'action et ne saurait remplacer cette eau thermale naturelle; il est si *réel*, que l'observateur est obligé d'en tenir compte dans ses recherches et de l'étudier dans les manifestations de ses propriétés latentes, pour éviter de substituer les erreurs de la médecine à l'insuffisance de la chimie.

En outre, les éléments qui composent ce *sédiment onctueux* d'Ussat; *cette matière végéto-animale, gluante et en flocons demi-transparents comme le frai de grenouilles* que le professeur Alibert signale au fond de cuves et que l'on trouve encore aujourd'hui, en dépôt, dans la galerie baigneuse, peuvent-ils, seuls, quelque réputée que soit l'efficacité de leur coopération, rendre compte de l'action sédative, antispasmodique, inhérente à ces eaux?

Malgré le scepticisme médical, il y a là, évidemment, un principe virtuel; il y a une vitalité, comme l'a dit Chaptal, qui s'élabore dans la vaste sphère d'activité de la nature; qui se dérobe, comme le savait Bordeu, à nos investigations les plus scrupuleuses, et qui faisait dire à un Ancien : *Arcana Dei, miraculis plena.*

Les eaux d'Ussat se prennent *en bains, en douches, en vapeurs et en boisson*, en attendant de pouvoir les administrer sous forme de *boues sédimenteuses* contre une catégorie de maladies qui ont cessé de se présenter à cet Etablissement.

Usitées sous forme de *bains*, elles agissent comme toutes les eaux salines chaudes, en excitant dans l'économie animale des mouvements passagers qui deviennent salutairement perturbateurs : c'est, tantôt une chaleur insolite, un fourmillement, une éruption à la peau, appelée la *poussée;* tantôt de l'inappétence, un dérangement du ventre; parfois quelque douleur de tête et de l'insomnie; mais ces indispositions, qui sont loin de se manifester constamment ou plutôt qui ne se manifestent qu'en raison du degré de calorique contenu dans ces eaux, cessent bientôt par l'effet *débilitant* qui succède à l'absorption minérale, et c'est du douzième au quinzième, quelquefois au vingtième bain, que la

maladie principale commence à éprouver communément une modification favorable.

Parmi les effets qu'elles produisent, il en est de
plus certains et de plus durables, tels que le ra-
lentissement du pouls, le retour précoce du flux
menstruel, la suractivité des sécrétions urinaires.

Ces eaux sont hyposthénisantes, hémosta-
tiques, toni - sédatives à différents degrés et
selon leur température; ce n'est pas, ainsi que
sembleraient l'indiquer les phénomènes primitifs
d'excitation qu'elles produisent, en stimulant, en
fortifiant la constitution; en un mot, en combattant
l'asthénie, qu'elles agissent quand on les voit relever
les forces, colorer la peau, donner de la consistance
aux chairs, ranimer la puissance vitale des fonctions
digestives, cérébrales et utérines, mais bien par
leur propriété parégorique et antiphlogistique, et c'est
en ce sens que nous les considérons, dans leurs effets,
comme *toni-sédatives*. Leur nature agissante est de
résoudre la phlogose, d'éteindre les foyers d'irritation diverse qui entretiennent tous ces états
morbides attribués trop souvent à la faiblesse : les
gastrites et les gastro-entérites chroniques; les
gastralgies, le rhumatisme et les névropathies de
toute forme; les catarrhes et les engorgements

utérins, les hémorragies dites passives, les palpitations chloro-anémiques, les maladies et les suffusions séreuses de la circulation, la scrofule, le rachitis; les langueurs et l'amaigrissement dans les croissances trop rapides, les épuisements dus aux veilles et aux contentions d'esprit trop prolongées, et tant d'autres affections d'apparence atonique, si admirablement guéries ou modifiées, en général, par l'usage des Eaux d'Ussat qui en sont comme la pierre de touche, parce que ces maladies n'existent que sous l'étreinte d'irritations obscures implantées dans les tissus.

C'est donc une grave erreur que celle dans laquelle sont tombés quelques médecins qui, s'arrêtant aux premières modifications imprimées par les eaux, leur ont attribué une action hypersthénisante et tout-à-fait inverse de celle qu'elles ont réellement. Ils auraient vu, s'ils eussent continué d'observer, que cet effet n'est que transitoire et que bientôt après, l'absorption des eaux étant commencée, leur véritable action se dessine, c'est-à-dire l'action de leurs principes minéralisateurs.

Les Eaux thermales d'Ussat doivent ces principes actifs minéralisateurs à la combinaison de plusieurs sels à base de chaux, de soude et de magnésie, ainsi qu'à une matière animale et aux acides carbonique, sulfurique et hydrochlorique.

« Par ces sels divers, dit **M.** Vincent Duval, « les Eaux possèdent la faculté d'agir électivement « sur les membranes muqueuses et les tissus « blancs, à la manière des antiphlogistiques indi-« rects, comme tous les médicaments tirés du « règne minéral, et non pas comme excitants « ni comme stimulants; tandis que les acides de « ces sels agissent sédativement sur l'arbre car-diaco-vasculaire, » double action élective dyna-mique, dont le résultat final est toujours l'hypos-thénisation qui rend les Eaux minérales d'Ussat si utiles dans un grand nombre de maladies chroniques, la plupart reconnues incurables par les moyens pharmaceutiques.

Le calorique contenu dans les eaux, par son action révulsive ou perturbatrice, joue aussi un rôle important dans la thérapeutique hydro-mi-nérale : « C'est dans le choix des températures, dit **M.** Patissier, que consiste le secret des guéri-« sons obtenues; » et l'expérience semble démontrer que le rhumatisme nerveux, la névralgie chronique, avec ou sans atrophie des membres, la scrofule subaiguë, le rachitisme, les contractures musculaires, s'adressent aux eaux chaudes ; que les maladies de l'utérus et de ses annexes, les affections catarrhales chroniques, celles du cœur et de la circulation, les troubles de l'innervation centrale, les convulsions, les généralités des maladies nerveuses, réclament les basses températures, tandis que les gastro-entérites chroniques, les gastro-entéralgies, les constipations opiniâtres et certaines modifications de la sensibilité cutanée, cèdent à l'usage des bains de moyenne thermalité.

Sans doute, nous n'entendons pas poser une règle invariable à cet égard : l'âge, la constitution, l'idiosyncrasie des malades, l'habitude, l'état de l'atmosphère même, font trop souvent déroger à ce choix de températures.

Nous ne prétendons pas non plus présenter ces Eaux comme infaillibles ni comme une panacée universelle ; les divers états morbides qui leur sont soumis, ne sont pas toujours modifiés : mais il est incontestable que les sources d'Ussat, exceptionnelles et sans analogues dans leur régime et leur aménagement, dans leurs éléments constituants et leur mode d'action, par leur emploi judicieux, opèrent manifestement, chaque jour, sur les maladies de leur spécialité, des effets inespérés ; c'est ce qui nous fait dire, avec l'assurance pratique d'un de nos médecins les plus distingués, M. Dieulafoy, à qui nous devons une excellente Notice sur ces Eaux, qu'elles sont d'une nature *privilégiée*, particulièrement dans le traitement des métrites chroniques et de cette série de maladies des femmes, qui, tenant à la surexcitation de l'utérus, empêchent ses fonctions physiologiques.

C'est cette action très-marquée et appuyée sur des faits nombreux qui, faisant cesser la stérilité relative et levant ainsi l'obstacle à la puissance plastique de l'homme, a fondé la réputation de génésie dont jouissent les Bains d'Ussat : combien de femmes de nos contrées, et surtout des grandes villes, on peut citer (H) qui doivent le titre de mère à la puissance de ces Eaux, et combien, cette année même, sont venues leur demander la fécondité ! Nous avons vu, la saison dernière, à Ussat, deux Dames de distinction de la Haute-Garonne, accompagnées de leur mari, l'une sans enfants, l'autre aussi, privée de famille par suite de plusieurs avortements, toutes les deux devenues enceintes sur les lieux.

Mme F..., notre cliente, atteinte, à la suite d'une première couche, d'une maladie utérine qui, malgré les traitements qu'elle avait suivi pendant

trois ans, lui faisait perdre tout espoir de rede
venir mère, vint, par nos conseils, l'an dernier
à Ussat, où elle prit trente-cinq bains... L'irritatio
cervico-utérine céda graduellement à l'action réso
lutive des eaux et, au mois de juin dernier, ell
donna le jour à un second enfant qui vit, plein d
santé. La mère est retournée à Ussat, cette année
pour se remettre de ses fatigues de couche.

Mme D..., de l'Isère, d'un tempérament sanguin
âgée de 52 ans, sans enfants et atteinte de leu
corrhée ancienne avec antéflexion de la matrice
granulations et exulcérations du col, arrive, le
août, à Ussat, après avoir subi un traitement ra
tionnel par les saignées, les bains, les cautérisa
tions, etc.

Elle se plaint de maux de reins, de lassitudes,
de coliques menstruelles, et supporte difficilemen
la marche et la station trop prolongée (bains et
douches utéro-vaginales à basse température, cau
térisations hebdomadaires).

Ces simples moyens avaient, au dixième jour,
très-sensiblement modifié ces divers symptômes:
nous trouvâmes les lésions du col utérin effacées (*)

(*) Il est à remarquer que l'action résolutive et cicatrisante des

l'engorgement du segment postérieur de la matrice notablement réduit et la métrorrhée muqueuse tarie. — La malade, dès lors, put se livrer aux promenades, aux courses extérieures, aux danses prolongées des soirées, et partit d'Ussat, vers la fin d'août, parfaitement rétablie.

Mme Lap., à la suite de plusieurs avortements, portait un engorgement de la matrice avec induration de la lèvre antérieure dont la résolution s'est opérée à Ussat, après trente-cinq bains alternés avec les douches.

Mlle Hort., traitée pendant six ans, par les médecins de Toulouse et par nous, d'une utéro-ovarite avec douleur et pesanteur iliaque, pertes blanches, dysménorrhée et amaigrissement considérable, soumise, pendant un mois, à l'action des bains inférieurs et des douches ascendantes et chutantes, a quitté Ussat, le 25 juillet, ayant repris ses forces et sa santé avec le rétablissement de l'influence légitime de l'utérus.

Si l'action rapidement curative des Eaux d'Ussat dans les flux leucorrhéïques, est aujourd'hui un fait

cathérétiques est beaucoup plus rapide et plus efficace sous l'influence des Eaux d'Ussat. Nous faisons baigner les malades immédiatement après leur application.

acquis à la science, leur puissance n'en est pas moins incontestable dans les diverses métrorrhagies.

Mme N..., de Toulouse, est venue à Ussat le 11 septembre, pâle, faible et amaigrie; en proie, depuis quatre mois, à une hystérorrhagie continuelle, qui prit sa cause, à la septième couche, dans un avortement survenu au terme de trois mois, le lendemain d'une application de dix sangsues au col de la matrice par une Dame accoucheuse, qui méconnut l'état de gestation.

Le globe utérin, engorgé et douloureux, emplit l'excavation pelvienne; le col est mou et fraisé; la progression pénible et la constipation permanente.

Prescription hydro-minérale : deux bains par jour n° 36, douche recto-cœcale dans l'intervalle, deux verres d'eau, le matin, buvette n° 1.

Au quinzième bain, les douleurs et la perte ayant cessé, première cautérisation des tissus, encore baveux, du col, avec l'azotate d'argent; douches vaginales alternées. La malade sent, de jour en jour, ses forces et la liberté du ventre se rétablir. A la seconde cautérisation, l'organe utérin, notablement réduit, est remonté selon l'axe du détroit supérieur et l'amélioration générale marche rapidement.

Le 29 septembre, la malade a repris sa fraîcheur et quitte la station dans l'état le plus satisfaisant.

La femme M... Aur..., de Bonnac, atteinte, depuis six mois, à la suite d'un vif chagrin, d'une perte utérine incessante, avec coliques fréquentes, a vu ces accidents disparaître après 28 bains et quelques douches à basse température.

Madelaine M..., des environs d'Ussat, douée d'un tempérament sanguin, âgée de 51 ans, fut prise, à la suite de couches laborieuses, d'une métrorrhagie qui ne laissait que peu d'intervalles. Elle partit, le 3 juillet, après vingt-cinq bains au n° 37, guérie de sa maladie.

Mme Thi..., du département de l'Aude, arriva à Ussat, le 7 août, blême, appauvrie par une ménorrhagie grave, survenue après des fausses couches. A chaque période menstruelle, reparaissant tous les quinze jours, avec syncopes et accidents nerveux très-alarmants, on était obligé de recourir à l'emploi du seigle ergoté, du ratanhia et de divers antispasmodiques, dont la malade est toujours munie.

Le 12 août, l'hémorrhagie se déclare avec ses accidents ordinaires ; nous faisons plonger cette

Dame dans un bain à basse température qui est très-bien supporté : la perte cède à ce bain, sans autre accident et, le surlendemain, la période menstruelle est terminée. La malade, obligée dans ces circonstances, de s'aliter pendant huit jours, se promène, continue ses bains et n'éprouve rien de consécutif. Dès le 15 août, elle passe à la douche et rentre chez elle, à la fin du mois, sans retour ni pressentiment de la perte, et en bon état de santé.

Mme F..., de la Haute-Garonne, arrivée à l'âge critique et sujette à de fréquentes métrorrhagies qui l'ont jetée dans un état de chloro-anémie, a été délivrée de ces accidents après trente-huit bains à 52° centigrades. Une autre Dame, en proie également à la ménopause hémorrhagique, se traînant à peine, ayant le ventre dur, douloureux, la face ridée et terreuse, se baignait aussi à Ussat et déposait, pendant les premiers jours, dans le bain, une masse de sang caillebotté. Cette perte continuelle se réduisant par degrés, finit par disparaître vers le quinzième bain. Alors on vit les facultés digestives se développer, les forces renaître et, à la fin de son séjour, cette Dame avait repris de l'exercice et un teint plus coloré.

D'après les faits que nous venons d'enregistrer, les eaux d'Ussat jouissent évidemment d'une propriété hémostatique inconnue jusqu'ici, que viennent confirmer les observations suivantes.

Mme Du.... (Tarn-et-Garonne), depuis le sevrage de son second enfant, il y a déjà deux ans, est affligée d'un mélæna épuisant qui l'a jetée dans un état presque exsangue; son teint général, accompagné de bouffissure, d'inappétence et de prostration, offre le type de la chloro-anémie. L'ergotine, le rataniha, le tannin, les ferrugineux, le suc de viandes crues, rien n'a pu modifier cette hémorrhagie intestinale, ni relever une constitution aussi délabrée. Arrivée le 5 septembre à Ussat, la malade a pris le bain n° 57 qu'elle n'a plus quitté.

Après trente-six bains et quelques douches rectales froides, nous avons vu cette jeune Dame totalement transformée : non-seulement les selles et les tranchées mélæniques avaient cessé, mais encore la constitution générale s'était complètement raffermie.

La femme Dup., de Pamiers, à laquelle nous avions donné, pendant longtemps, des soins pour une hématémèse qui se reproduisait fréquemment, est venue guérir, en juillet dernier, dans les Bains d'Ussat, et n'a plus revu paraître ses gastrorrhagies.

Mlle S..., âgée de 32 ans, d'un tempérament nervo-sanguin, atteinte, depuis plusieurs années, de palpitations désordonnées du cœur, accompagnées d'œdème aux extrémités inférieures, a éprouvé, par l'usage des bains à basse température, une amélioration graduelle dans l'ensemble des symptômes, et ses enflures avaient disparu, avec le rétablissement normal des fonctions circulatoires, après trente-cinq bains et quelques douches en arrosoir vers les régions précordiales.

Les mêmes moyens obtinrent des résultats semblables chez la Dame J..., d'une ville voisine d'Ussat. Elle était fatiguée, depuis plusieurs années, par des palpitations, avec orthopnée et enflure des jambes. Elle éprouva une syncope en entrant trop brusquement dans les premiers bains, et finit par les supporter prolongés, en s'immergeant avec précaution. Vers la fin de la cure, elle rentrait tous les soirs chez elle, faisant le voyage à pied.

Mme R... portait depuis un an des palpitations de cœur avec irrégularité des évacuations menstruelles. Cette double fonction a été rétablie sous l'influence d'une saturation thermo-minérale des eaux d'Ussat.

Mme F..., de Toulouse, se plaignait de palpitations habituelles avec oppression et, parfois, avec douleur pongitive dans la région du cœur.

Venue, cette année, à Ussat, pour une toute autre maladie, elle fut agréablement surprise, vers la fin de son séjour sur les lieux, de la disparition de son affection du cœur qu'elle n'a plus ressentie.

La puissance hémostatique de ces eaux a été plus frappante encore chez deux autres femmes atteintes d'une maladie sérieuse du cœur, présentant les symptômes d'une ancienne endocardite, tels que: battements irréguliers avec bruit de souffle râpeux, oppression, lèvres saillantes, violacées et œdème considérable des extrémités inférieures; chez lesquelles les infiltrations séreuses disparurent au huitième bain. La respiration devint ensuite graduellement libre et la circulation de plus en plus régulière par la continuation des bains et des eaux en boisson.

Ces faits des plus intéressants, qui se sont révélés à notre observation et que nous nous bornons à mentionner aujourd'hui, seront, dans la suite, l'objet de nos études particulières.

C'est encore sur Ussat qu'il faut diriger ces névroses générales, protéïques, chez la femme, et dont la matrice paraît être le point de départ, l'hystérie surtout, à forme céphalo-rachidienne, pneumo-gastrique, cérébro-splanchnique, enfin l'hystéromanie.

Mme B..., de la Haute-Garonne, douée d'une santé délicate, déjà mère plusieurs fois, à la suite d'affections morales vives, commença, il y a un an, par accuser souvent, notamment aux approches périodiques, un sentiment de fatigue accompagné de céphalalgie occipitale. Peu de temps après, survinrent des mouvements convulsifs précédés des mêmes douleurs craniennes et reparaissant plusieurs fois par jour.

Les divers antispasmodiques avaient été épuisés tour à tour, lorsque l'état de la malade devint très-grave par l'apparition de quelques symptômes de méningite céphalo-rachidienne. Un traitement antiphlogistique et révulsif conjura l'orage; mais la convalescence fut lente et pénible. Depuis lors, les crises se renouvellent aux époques de la menstruation, accompagnées de fatigue et d'un sentiment de courbature générale.

C'est dans cet état que cette jeune Dame est arrivée à Ussat où elle a passé un mois et n'a éprouvé que quelques ressentiments de sa terrible maladie.

Nous avons vu sa constitution se raffermir sous l'influence progressive des eaux. Elle est partie d'Ussat, heureuse des bienfaits qu'elle en emportait.

Mme C.... (Haute-Garonne), en proie à de graves accidents hystériques, à la suite d'une maladie de matrice accompagnée de prolapsus et d'antéflexion de cet organe, qui prit naissance dans un accouchement suivi d'hémorrhagie abondante, et consistant en une congestion du col, avec inflammation de la muqueuse et plaques en relief qui avaient nécessité la cautérisation au fer rouge, arriva à Ussat le 8 août et fut baignée au n° 37.

Vers le douzième bain, elle eut une de ces attaques qu'on peut appeler un accès hystérique au troisième degré, caractérisé par une agitation des plus intenses, des vomissements et des selles involontaires au milieu de violentes convulsions, avec perte de connaissance et de sensibilité; oppression effrayante et suspension de la circulation. Elle était froide, pâle et comme inanimée : c'était un état de mort apparente.

Les divers moyens antispasmodiques et révulsifs furent mis en usage et la malade qui, d'ordinaire après l'accès, conservait au bas-ventre et à l'hypogastre une douleur et une sensibilité qui ne permettait pas l'approche des couvertures et, en même temps, un état de courbature qui la condamnait, pendant huit jours, à l'immobilité, put, le lendemain, s'asseoir sur son lit, se remuer et reprendre, au troisième jour, ses bains et commencer ses douches sur les reins et le périnée.

Cet accès fut le dernier : la malade se sentait, de plus en plus, comme déliée, n'éprouvant plus rien de son mal, prenant part aux soirées, se livrant aux distractions de la société. La joie et la santé empreintes sur ses traits, elle nous quitta le 12 septembre, en nous adressant ces paroles :

« Docteur, je suis guérie. Adieu ; à ma visite de « reconnaissance l'an prochain. »

Mlle R... (Gironde), âgée de 17 ans, est pâle, fatiguée, chloro-anémique. Depuis deux ans, elle présente des symptômes d'affection hystérique qui allèrent en grandissant d'intensité : des oppressions d'abord, survenant plus vives pendant et après le repas et ayant tous les caractères de la dyspnée; puis revenant par crises intenses et paraissant marquer, chacune, une époque menstruelle. Ces crises prirent, vers le printemps dernier, la forme de mouvements convulsifs du diaphragme et des muscles pectoraux et abdominaux.

Ces convulsions, parfois violentes jusqu'à l'as-
phyxie, s'accompagnaient de cris, d'une grande
angoisse et toujours d'une grande fatigue.

Les préparations de fer, les bains, le chloro-
forme en inhalation et en applications locales, la
valériane, l'assa-fœtida, etc., avaient été tour-à-tour
employés contre cette formidable maladie, lorsque,
le 14 août, cette Demoiselle se présente à notre consultation d'Ussat. Nous avons remarqué chez elle
un mouvement continuel d'agitation dans les membres, de la gêne dans les mouvements respiratoires,
laissant échapper, à chaque expiration, un cri
plaintif, analogue à celui du soupir. Nous avons
aussi constaté le mauvais état des voies digestives,
l'amaigrissement général, l'abattement des forces et
la fatigue locomotive.

Il lui fut prescrit de se baigner aux n°s 54 et
37 ; de fréquenter la buvette n° 1 et de se soumettre à l'action des douches sous diverses formes.

Ces prescriptions, exactement suivies pendant
un mois, amenèrent les résultats les plus favorables : les crises convulsives bientôt se dissipèrent,
les digestions se rétablirent ; et les forces et la constitution se développaient et permettaient déjà à la
malade de courir les trains de plaisir : le 7 sep-

tembre, elle fit une ascension à la grotte de Bédeillac dans laquelle elle se promena pendant deux heures et dont elle monta et descendit, à pied, la côte rapide sans ressentir la moindre fatigue. Combien cette jeune, fraiche et vigoureuse fille, qui partait d'Ussat le 15 septembre, différait de cette triste et chétive malade qui arriva le 14 août!

Mlle M..... (du Tarn), se distingue par une grande excitabilité nerveuse, par de vives démonstrations de tendresse, de la gaité parfois et des éclats de rire alternant avec des accès de tristesse et de pleurs sans motif apparent. Sa morosité est telle, qu'elle fuit la société et répugne à s'asseoir à la table commune; elle éprouve, surtout après le repas, des suffocations oppressives, des bouffées de chaleur à la face et des céphalalgies qui lui font rechercher le grand air et l'isolement, ne se trouvant bien d'ailleurs que là où elle n'est pas.

Le bienfait des eaux se faisait déjà sentir par le retour du calme et des idées plus saines, par la fréquentation des personnes qu'elle évitait jusque-là, par la participation aux danses et aux amusements des soirées, lorsque, rappelée pour affaires de famille, elle partit avec les premiers bénéfices des eaux et avec le regret de quitter les plaisirs d'Ussat.

Les convulsions qui tiennent de la paralysie, les tremblements musculaires, viennent aussi, tous les ans, guérir dans les basses températures de ces eaux.

Mlle M. I...., de Rabat, âgée de 17 ans et non nubile encore, svelte et chétive, est affectée de chorée depuis plus d'un an ; elle vient, au commencement de la saison, demander aux eaux d'Ussat ce qu'aucun traitement n'a pu lui obtenir. Tous ses membres sont dans une agitation continuelle ; la tête oscille sans cesse et la parole, embarrassée, ne se produit que par saccades.

Baignée deux fois par jour et assise, de deux en deux jours, sur les buées du *vaporium*, une amélioration notable survint vers le quinzième bain, dans l'ensemble de ces symptômes : la marche devint plus assurée, la maigreur moins sensible et les mouvements convulsifs moins intenses et moins continus. Du vingtième au vingt-cinquième bain, le flux périodique parut pour la première fois et tous les accidents se dissipèrent.

Vers la mi-octobre, nous avons revu cette fille dans un parfait état de santé.

Mme N.... (Tarn-et-Garonne), est venue, le 12 août, à Ussat, pour un tremblement musculaire, fixé principalement aux extrémités supérieures à un tel degré que les mains laissent échapper les objets saisis.

Ces tremblements étaient accompagnés d'insomnie, d'inappétence, de faiblesse et d'amaigrissement.

Après trente-cinq bains, il n'y avait plus d'agitation musculaire; l'organisme s'était relevé, et l'on entendait cette Dame répéter avant son départ: « On dit que les bains d'Ussat affaiblissent; ils « m'ont rendu la vigueur et la santé; et je vais « proclamer la guérison que je leur dois. »

C'est une vieille réputation qu'ont les températures chaudes des eaux d'Ussat, de guérir les rhumatismes nerveux, et surtout les névralgies sciatiques.

La femme Boy, âgée de 52 ans, maraîchère de Pamiers et notre cliente, retenue au lit pendant six mois, par une névralgie fémoro-poplitée antérieure et postérieure des plus douloureuses, fut transportée à Ussat, impuissante à mouvoir le membre, réduit par moitié de son volume.

Après dix bains, elle put se tenir sur ses jambes et marcher à l'aide de crosses; au vingtième bain, elle n'eut besoin que d'un bâton pour appui, et cette femme que nous voyons tous les jours et dont le membre a repris toutes ses formes, vaque, pleine de force et de santé, à ses occupations habituelles.

Anne Baby, de Foix, âgée de 63 ans, atteinte depuis 1854, par suite d'une attaque de choléra, de névralgie fémoro-poplitée, avec claudication et douleur crurale continuelle, s'est trouvée, cette année, entièrement guérie au dixième bain qu'elle prit, en juillet, à Ussat, et se retira, sans épuiser le nombre de bains gratuits qu'on lui avait accordé en récompense du linge qu'elle avait préparé pour les blessés d'Italie.

La femme Calmont, de Pamiers, percluse de ses membres par un rhumatisme articulaire chronique, a pris, au mois d'août, vingt bains chauds à Ussat, et les mouvements de flexion et d'extension de ses articulations ont recouvré toute leur étendue.

Parmi les divers effets thérapeutiques des eaux d'Ussat, il est très-important de signaler leur action sédative dans ces dérangements encéphalo-rachidiens, ces troubles des centres nerveux causés par des travaux de cabinet opiniâtres, par de longues contentions morales, une vie trop sédentaire, etc.

M. G...... (Haute-Garonne), âgé de 24 ans,

étudiant en droit, à la suite de veilles et d'études forcées, se présente à la consultation, épuisé, fatigué, se plaignant de brisements dans les membres, de douleur gravative cérébrale, de faiblesse dans la vue et d'inaptitude au moindre travail intellectuel. Il éprouve de l'inappétence, de l'insomnie et un grand abattement moral.

Nous le conduisimes au bain de la plus basse température qui fut supporté et continué sans interruption. Déjà, au dixième bain, le malade accusait une grande amélioration; on voyait la force et la coloration reparaître chaque jour : l'équitation, les promenades, la danse deviennent ses récréations journalières, et ce jeune homme quitta Ussat entièrement rétabli.

M. l'abbé V..... (Tarn-et-Garonne), a ruiné sa santé dans des travaux excessifs de son ministère : il est hâve, chétif; sa parole est faible et comme soufflée, sa marche lente et incertaine. Il a la tête lourde, incapable d'application; le ventre serré, les digestions pénibles, le sommeil rare et agité.

Soumis, chaque jour, à l'usage des bains (26° R.), de la buvette et des douches spinales, ce ne fut que vers le trentième bain que cette constitution délabrée commença à se ranimer. Dès lors cet ecclésiastique put prolonger, sans fatigue, ses promenades, lire son office et vivre à la table commune. Il se sépara de nous, heureux d'un état aussi satisfaisant, qu'il avait été bien loin d'espérer.

M. M.... (Tarn-et-Garonne), homme d'affaires, âgé de 40 ans, doué d'une constitution apoplectique, absorbé par les nombreuses occupations de son étude, privé d'exercice et succulemment nourri, éprouve, depuis quelque temps, un endolorissement général, un malaise indéfinissable accompagné de vertige, de tintements d'oreille, de pandiculations et de somnolence; état plein d'inquiétude, et dont le malade cherche à s'étourdir par tous les moyens. En outre, le moindre travail intellectuel le fatigue, et il se plaint souvent de douleurs aux tempes, où il porte machinalement et à chaque instant ses mains.

Descendu graduellement vers les bains de basse température afin d'éviter tout retentissement de stimulation sur le cerveau; douché chaque jour, soit obliquement sur la région de la nuque, soit directement sur la muqueuse intestinale, le malade fut délivré, après vingt-cinq bains, des principaux accidents, et, à la fin de son séjour, l'innervation

centrale avait repris une influence plus légitime
qui ne s'est pas démentie. Cet ancien hôte d'Ussat
nous a écrit, à la date du 10 novembre :

« Vous m'avez témoigné tant d'intérêt pendant mon
« séjour à Ussat, que je prends la liberté de vous écrire
« pour vous faire connaître mon état. Je vais beaucoup
« mieux, grâce au traitement thermal que vous m'avez
« prescrit, et j'ai ma tête bien plus libre et mes dou-
« leurs bien apaisées. J'ajoute que je suis strictement
« le régime hygiénique que vous m'avez indiqué et
« dont je me trouve très-bien.

« Veuillez recevoir mes remerciements et croire à
« mon dévouement et à ma reconnaissance.

« J. MAT...., av. »

Nous ne terminerons pas cette série abrégée
d'observations balnéaires, sans rapporter un autre
fait *nouveau* de thérapeutique hydro - minérale
d'Ussat dans le traitement de la scrofule éréthique
ou subaiguë :

Plusieurs enfants atteints d'ophthalmie scrofuleuse avec irritation des voies digestives, ou de
ganglions cervicaux douloureux, avec excitation
vasculaire, ont été guéris, cette année, sous la
seule influence des eaux prises en bain et en
boisson.

Dans cette période initiale de la scrofule, ainsi que l'a constaté M. Patissier, les manifestations strumeuses sont constamment aggravées par les sources hypersthénisantes, tandis qu'elles s'améliorent et se dissipent sous l'influence des sources hyposthénisantes comme sont celles d'Ussat.

Les eaux acidules de la fontaine n° 1, jointes à l'usage des bains et des douches en arrosoir, tout en calmant l'irritation des voies gastro-intestinales, rétablissent les fonctions digestives et substituent ainsi un chyle réparateur à un chyle vicié qui altérait le sang et entretenait la maladie strumeuse.

Les *Douches* d'Ussat, en percutant la partie vers laquelle on les dirige, en y accélérant le mouvement vital, disséminent d'abord la phlogose à la manière des révulsifs ou des dérivatifs et la conduisent ensuite, par degrés, à la résolution.

Elles ont une action spéciale et sont un puissant auxiliaire des bains dont elles complètent la saturation minérale.

Les douches occupent quatre cabinets particuliers et se donnent au moyen d'instruments ou d'appareils divers en douches simples, chutantes ou de percussion, et en douches ascendantes, à jet continu ou interrompu, selon les indications (*Pl. III*). Leur durée ordinaire est de quinze à trente minutes; elles se prennent une et deux fois par jour, le plus souvent après le bain; quelquefois simultanément avec le bain.

Les *douches chutantes* et latérales, que les malades reçoivent dans une baignoire, s'administrent par un bassin supérieur qui donne, à volonté, des jets de température déterminée. Ces jets sont fixes ou mobiles; ils peuvent prendre et conserver toutes les directions, ou devenir variables en fouettant, au moyen, soit d'une lance fixe, roulant sur rotule, soit de lances mobiles, montées sur tuyaux en caoutchouc vulcanisé. On obtient ainsi, à volonté, la douche verticale, inclinée ou horizontale fixe, à jet variable ou fouettant. Selon l'indication médicale, les lances fixes et mobiles, les lances à robinet peuvent recevoir n'importe lequel des jetons et des pommes en arrosoir indiqués, du n° 1 au n° 16, sur le tableau des appareils.

En outre, le robinet à boule peut être muni d'écrans en lame, en nappe ou éventail, comme les n°s 10, 17, 27 et 34 pour les douches des yeux, des oreilles, de la gorge, du nez, de la bouche, etc., ou de jetons à jet simple ou divisé, comme les n° 18 à 26 pour les surfaces douées d'une trop grande susceptibilité.

On administre les douches à chute et à jets variés, contre les douleurs nerveuses localisées, siégeant dans les nerfs qui occupent les régions sous-cutanées et les plans musculaires superficiels, contre les névralgies des cordons nerveux, les maladies sub-aiguës et les névroses des viscères abdominaux.

Dirigées en arrosoir ou en colonne, elles ont produit d'excellents effets contre la gastrite, la gastrodynie, la cardialgie et les tumeurs de l'ovaire, contre la névralgie scapulaire, lombaire, cervicale. Appliquées sur la nuque et vers les tempes, elles apaisent les troubles cérébraux, les céphalalgies gravatives. Administrées à basse température, en arrosoir sur le périnée et verticalement sur la nuque, elles émoussent la sensibilité excessive des organes génitaux : Un jeune homme de 26 ans, nommé Pouj., du département du Tarn, a été guéri, sous nos yeux, après trente bains et une douzaine de douches ainsi administrées, d'une spermatorrhée réfractaire à tous les moyens pharmaceutiques mis en usage pendant deux ans.

Les douches ascendantes agissent sous une pression que l'on peut varier à volonté de 0^m 50 à 3 mètres, et à une température également variable de 25° à 55° centigrades. Elles sont à jet pénétrant au moyen de la canule n° 57 et des porte-canules de caoutchouc nos 56 et 58 qui reçoivent toutes les variétés de canules flexibles. Ces douches rectales et vaginales, agissent aussi, dans des cas déterminés, par simple lotion ou lubréfaction, au moyen des pommes nos 59 et 40.

Dans la métrite chronique avec engorgement et prolapsus de l'organe utérin, accompagnée souvent de déviation, de granulations, de plaques en relief, ou d'ulcérations du col, les douches dirigées, à température abaissée, vers le museau de tanche et l'hypogastre, apportent à ces états morbides des modifications rapides, surtout avec le concours des cautérisations et des immersions balnéaires, et opèrent des guérisons si fréquentes qu'il serait superflu d'en fournir des exemples.

Ces douches ne sont pas moins efficaces dans les cas de vaginite et de vulvo-vaginite anciennes et rebelles, accompagnées de leucorrhée purulente.

Mlles B..., de l'Ariége, et C..., de l'Aveyron, âgées, l'une et l'autre, d'environ 35 ans, offraient, en arrivant à Ussat, les symptômes suivants: douleurs obtuses dans l'hypogastre, les régions coxales et crurales; langueur, pâleur, lividités des paupières, tiraillement d'estomac et dérangement des fonctions digestives, dysménorrhée, accidents-hystériques, etc., la muqueuse vulvo-virginale et utéro-vaginale, irritée, granulée en divers points de son étendue, secrète abondamment un flux leucorrhéique, puriforme et fétide. Cet état existe depuis plusieurs années et a résisté aux traitements internes, aux topiques astringents et à de nombreuses applications de nitrate d'argent.

Déjà, sous l'influence des bains et de quelques cautérisations, les écoulements avaient cessé de paraître, la santé générale s'était rétablie, et la muqueuse vaginale rentra dans l'état normal après douze ou quinze douches ascendantes qui complétèrent le traitement. Nous sommes informé, au moment où nous écrivons, que la guérison se maintient parfaitement.

Nous avons encore appliqué, cette année, avec le plus grand succès, les douches rectales au traitement des dyspepsies, des gastro-entéralgies et de ces constipations opiniâtres qui font souvent le désespoir des malades par les accidents consécutifs qui en proviennent.

Ces douches minérales, à jet continu, interrompu

ou saccadé, dont la durée est de quinze à vingt minutes, ne bornent pas leur action à la membrane
muqueuse intestinale en la débarrassant des mu-
cosités et des matières stercoraires, renfermées dans
sa cavité et souvent nichées dans ses replis, en un
mot, en procurant la liberté du ventre à la manière des lavements ordinaires; mais elles opèrent
une véritable médication dans les maladies locales
ou sympathiques du tube intestinal. Elles résolvent
les irritations de ses tuniques muqueuse et mus-
culeuse, rétablissent la régularité de ses mouvements péristaltiques et favorisent singulièrement
toutes les autres fonctions, notamment celles de la
peau, de l'utérus et de l'encéphale.

C'est ce qui explique, cette année, où ces sortes
d'irrigations intestinales ont été extraordinairement
usitées, les guérisons nombreuses de ces inappé-
tences avec dégoût, bouche sèche et pâteuse; de
ces digestions dépravées, dépendantes de l'état gastrique même ou sympathiques de la dysménorrhée
ou de la leucorrhée chroniques, accompagnées de
cardialgies, flatulences, nausées, vomissements,
douleurs sous-orbitaires et principalement de ces
constipations rebelles, causées et entretenues par
une vie trop sédentaire et un régime trop succu-

lent; souvent concommittentes de l'hypochondrie, de l'hystérie et des engorgements utérins.

C'est aussi et surtout les gens de cabinet, les hommes de lettres et les personnes des deux sexes vouées à la vie contemplative, qui ont retiré le plus d'avantages de ce moyen médicateur.

Parmi les divers exemples, nous citerons celui d'un vénérable ecclésiastique, M. D..., de la Haute-Garonne, âgé d'environ 60 ans, dont la marche incertaine le fit vite s'asseoir, en entrant, le 20 juillet, dans notre cabinet. Depuis quelque temps, il est incapable d'application intellectuelle; il se plaint d'éblouissements, d'une constipation rebelle à tous les moyens; il lui semble, à chaque pas, que la terre lui manque sous les pieds. Il désespère, dit-il, de s'arracher jamais à son déplorable état.

Prescription : bain n° 55, buvette n° 1, douche rectale de vingt minutes, chaque jour.

Vers la douzième douche, le ventre maintenu libre, et les digestions rendues plus faciles, la marche était plus assurée et l'espoir d'une guérison avait souri au malade. Alors les douches nuquales furent alternées avec les douches ascendantes et, plusieurs jours avant son départ, la tête était dégagée, la marche entièrement raffermie et les fonctions alvines avaient repris leur régularité ; aussi nous disait-il, avec plusieurs autres ecclésiastiques qui l'accompagnaient et qui avaient éprouvé les mêmes bienfaits :

« Docteur, Ussat a tenu vos promesses ; nous voilà « guéris..... mais comment se fait-il que les malades de « tous les pays, tourmentés d'un mal si abominable, « ne se rendent pas en foule à vos eaux si précieuses « pour y puiser une santé qu'on est sûr d'y trouver ! »

Sous forme de *vapeurs* à la température naturelle de 35° à 40° degrés centigrades, les eaux d'Ussat sont fructueusement appliquées dans les maladies aiguës ou chroniques, soit en agissant sur la vaste surface de la peau pour augmenter l'excrétion cutanée au profit des autres fonctions, ou pour exercer directement sur ces dernières des modifications salutaires en introduisant, par la voie de l'absorption, les principes minéralisateurs (*) de

(*) La vapeur naturelle des eaux d'Ussat, dont la douce température se prête si bien à l'absorption, contient, entre autres principes, un agent vital ou phlogistique qui se comporte comme l'oxigène et qui se décèle par l'approche des corps enflammés : en visitant la cheminée du *vaporium*, nous avons, à plusieurs reprises, descendu dans les tuyaux une bougie allumée ; la flamme, loin de se ternir, ainsi que cela arrive dans la vapeur artificielle, acquiert plus d'éclat, s'agrandit en oscillant et, brillante comme la flamme électrique, elle laisse échapper des étincelles rayonnantes. Nous ne faisons qu'indiquer ce phénomène, en attendant qu'il soit exploré par la science.

l'eau thermale dans l'économie tout entière, soit en agissant seulement sur une partie du corps, au moyen d'appareils divers pour combattre des maladies nerveuses localisées, ou sur des organes profondément situés, à travers les ouvertures naturelles, au moyen de conques ou de cornets adaptés aux parties malades.

Nul doute, disions-nous au mois d'avril dernier, en demandant, dans notre Rapport à la Commission des Hospices, la création d'un *vaporium* dans l'Etablissement; nul doute qu'employées sous des formes variées et appropriées, les fumigations thermo-minérales d'Ussat n'obtiennent des succès dans les névralgies partielles, dans les irrégularités de la menstruation, les bronchites et les névroses de la respiration; et, à peine cette construction était-elle ébauchée, que l'on vit de nombreux malades, attirés par les bons résultats obtenus des premiers essais, accourir pour recevoir les buées de vapeur, au point qu'il fallut suspendre les travaux.

Les vapeurs en douches vaginales ont opéré les plus heureux effets dans les irritations de l'appareil génital de la femme; dans la dysménorrhée principalement, accompagnée d'hystéralgies, de syncopes, d'accidents hystériques, etc.

Mlle H....., de la Haute-Garonne, en proie, depuis longtemps, à des difficultés cataminales avec tension hypogastrique, coliques, défaillances qui duraient cinq à six jours et ne finissaient que par une courte et simple apparition, se plaça, le 4 juillet, pendant une demi-heure, sur la vapeur, au moment où les accidents se déclaraient. L'effet fut prompt : ses douleurs furent calmées soudainement; et jamais, pendant quatre jours, elle ne s'était vue aussi abondante.

Mme B...., de l'Ariége, tempérament nerveux, constitution délabrée, mariée depuis six ans, sans enfants (*), subissait, à chaque période menstruelle, une maladie de huit jours, avec coliques, vomissements, crises nerveuses qui l'obligeaient à garder le lit. Averti par sa mère, du retour de la crise, nous fîmes transporter la malade au cabinet de vapeur où l'état physiologique se rétablit si bien, après cette première inhalation sexuelle, que ce jour même, elle reprit ses promenades et vint

----

(*) La pratique journalière d'Ussat, où tant de maladies de l'utérus se donnent rendez-vous, nous a démontré clairement que la dysménorrhée est, presque toujours, une cause de stérilité. Il importe donc de combattre, de bonne heure, ce trouble fonctionnel qui n'est que le symptôme d'une irritation de l'utérus.

partager le plaisir des soirées. Les fumigations furent continuées avec les bains, et la santé de cette jeune Dame s'était bien raffermie à son départ d'Ussat. Nous savons que les accidents n'ont pas reparu, et que ce retour à la santé ne s'est pas démenti.

L'inhalation pulmonaire de la vapeur thermale n'a pas moins d'efficacité.

Mme C...., du Rouergue, venue à Ussat pour une névralgie sus-orbitaire qui avait résisté aux divers moyens de l'art et dont elle fut débarrassée après trente-cinq bains, était fatiguée, depuis six mois, d'une toux catarrhale qui disparut, d'après l'assurance donnée par la malade, en allant, chaque jour, assister sa fille au *vaporium*.

La D^{lle} C.... (Haute-Garonne), âgée de 23 ans, d'un tempérament bilioso-sanguin, atteinte depuis quinze mois, à la suite d'abondantes hémoptysies, d'une toux convulsive avec oppression, courbature générale et mouvements très-pénibles de locomotion ; après avoir consulté les médecins les plus accrédités de Toulouse et avoir fait un long et infructueux usage d'antispasmodiques, de lait d'ânesse, d'huile de foie de morue, etc., se livra à un empirique qui, à bout d'amulettes, lui ordonna d'aller prendre douze bains, *bien comptés*, à Ussat, où nous l'avons vue arriver, vers la fin de juin, accompagnée de sa mère : c'est une fille grande et brune, agitée par une toux convulsive continuelle et se plaignant de brisement dans tous ses membres. Elle a les chairs flasques, la figure hâve, la peau sèche et terreuse. La respiration et l'hématose se font mal par suite d'une lésion de fonction des nerfs de la huitième paire.

Prescription : Bains n° 10, sept heures du matin, trois heures du soir; trois verres d'eau, à la buvette apéritive.

Au septième bain, elle éprouve une notable amélioration dans la contractilité musculaire; mais la toux persiste, fréquente, caverneuse, fatigante. Nous conseillons alors la vapeur thermale par inhalation pulmonaire.

Le lendemain, la malade n'a presque pas toussé et il s'est déclaré, la nuit, une sueur abondante qui l'oblige à changer, trois fois, de linge et de gilet de flanelle et que, jusque-là, rien n'avait pu amener.

Après les douze bains et la quatrième application de la vapeur, la malade veut partir; impossible de lui faire prendre un bain de plus, de lui faire transgresser la prescription fatidique du devin ; à peine pouvons-nous obtenir un complément de quelques fumigations ; elle ne tousse plus, elle a repris son énergie et se dit parfaitement guérie. En effet, cette fille, devenue fraiche, animée, pour convaincre de la réalité, montrait ses bras, ses veines et ses chairs qu'elle avait *retrouvés*, selon son expression ; elle partit le 8 juillet, ayant recouvré sa santé avec ses sueurs, et le cœur plein de reconnaissance.

L'eau d'Ussat se prend aussi intérieurement, comme *boisson* hygiénique et comme agent thérapeutique. Elle se distribue en deux fontaines, l'une purgative et l'autre apéritive.

La première contient des sulfates de magnésie, de potasse et de soude, en telle quantité que les tuyaux de conduite en sont souvent obstrués. Elle produit des évacuations alvines, à la dose de deux verres, et seconde efficacement l'action de la douche rectale dans les constipations opiniâtres et les embarras des voies digestives.

La fontaine apéritive, à laquelle nous avons rendu, cette année, tous ses principes et notamment ses gaz natifs, en allant la prendre au point d'émergence de la source et en augmentant par conséquent sa température avec sa minéralisation maxima, est devenue agréable à boire et légère à la digestion; aussi est-elle, aujourd'hui, très-fréquentée.

Cette buvette est principalement minérale par le carbonate de chaux qu'elle contient : or, la présence de ce sel ajoute beaucoup, hygiéniquement, à la valeur de cette eau; c'est là un fait qui a été mis dans tout son jour par les belles observations de MM. Boussingault et Dupasquier.

« Le carbonate de chaux est décomposé par
« l'acide du liquide gastrique avec dégagement
« d'acide carbonique; il opère en saturant les
« acides de l'estomac et en stimulant doucement
« la membrane muqueuse, par l'acide carbonique
« qu'il laisse dégager en se décomposant. Rien
« n'est donc plus certain et plus évident que l'action
« utile de ce sel dans l'acte de la digestion. » (Dupasquier, *des Eaux de sources*, page 94.)

L'eau de la fontaine apéritive contient donc un puissant agent hygiénique propre à faciliter les digestions, à prévenir ou dissiper ces langueurs d'estomac qui accompagnent les maladies nerveuses; effets communément obtenus pendant la dernière saison.

Au point de vue thérapeutique, cette eau carbonatée-calcique s'adresse plus particulièrement aux troubles des voies digestives se traduisant par des rapports acides, des crampes, des vomissements. Elle réussit surtout dans les gastrites, les gastropathies et les gastro-entérites (maladies si communes en ce siècle friand), dans l'hypochondrie flatulente et dans l'hystérie à formes vaporeuses. Elle opère de bons effets dans la cystite, le catarrhe vésical et la prédominence d'acide urique dans les urines.

Mme F..., de l'Ariége, rendait depuis longtemps du sable d'acide urique qui l'inquiétait beaucoup. Elle a bu les eaux de cette fontaine, et ses inquiétudes se sont dissipées; elle n'a vu reparaître, depuis, aucune trace de ce sédiment urinaire.

Dans tous les cas, ces eaux, bues avec discernement, en augmentant le torrent des urines, et en rétablissant les facultés digestives, entrent avantageusement dans le traitement des maladies des femmes; ce qui a fait dire à **M.** Vincent Duval, dans son *Traité de la maladie* scrofuleuse, page 185, que les eaux de cette nature conviennent également dans la leucorrhée, les irrégularités de la menstruation et les pâles couleurs.

Tels sont les divers modes d'application à la thérapeutique hidro-minérale et les divers effets médicateurs des Eaux d'Ussat. En essayant, dans ces lignes rapides, d'ouvrir, à tous, nos riches arcanes, nous avons voulu indiquer une route non encore assez battue, et au bout de laquelle on retrouve le premier et le plus précieux de tous les biens : LA SANTÉ.

RAPPORT

SUR

la Campagne thermale d'Ussat, année 1859.

La saison thermale de 1859 a débuté sous les auspices les plus défavorables : du 1er mai au 28 juin, on compta peu de jours sans pluie et, conséquemment, peu de baigneurs à Ussat.

L'arrivée des beaux jours de juillet et août amena une grande affluence de malades, qui causa un véritable encombrement dans les hôtels, et fit sentir plus vivement l'insuffisance des quarante baignoires en exercice, bien que le service des rondes commençât à quatre heures du matin et ne finît qu'au flambeau (*).

(*) En considération de l'extension que prend le service d'Ussat, la Commission hospitalière, animée du désir de satisfaire à tous les besoins des malades, s'est empressée d'arrêter. sur notre proposition, le projet d'augmenter le nombre de cabinets de bains à basse température. Disposée, dans le même but, à tous les sacrifices, elle a doté, cette année même, l'Établissement de deux cabinets d'inhalation de vapeur thermale et d'une buvette hygiénique et thérapeutique au maximum de minéralisation et de température, et s'occupe sérieusement du confortable et des embellissements de la station.

Il se donna dix mille bains en juillet, dont huit mille environ payants et deux mille gratuits; au mois d'août, le nombre fut de douze mille, dont dix mille par cachets et deux mille par billets d'hospice.

Le 18 septembre, au moment où il se distribuait quatre cents bains par jour, un abaissement subit de 15° de température, à la suite d'une pluie neigeuse tombée dans la vallée d'Ax, fut le signal de départ d'une foule de malades dont le nombre, rapidement décroissant, réduisit, dans une proportion égale, celui des bains distribués, qui n'était plus que d'environ cinquante par jour, vers le 10 octobre, et la saison finit peu de temps après.

Néanmoins, l'affluence, qui dura deux mois et demi, compensa, et au-delà, la rareté des visiteurs de l'avant et de l'arrière-saison, car le chiffre total des bains donnés et inscrits s'est élevé à trente-quatre mille cinq cents, dont vingt-huit mille huit cents payants et cinq mille sept cents gratuits; tandis qu'en 1858, qui fut une des meilleures années, il n'atteignit que celui de vingt-sept mille cent dix bains, divisés en vingt-un mille huit cent quatre-vingt-dix payés et cinq mille deux cent vingt charitables.

Le rapport comparatif de ces deux années peut s'établir comme suit:

Mouvement en malades et en numéraire de l'Etablissement d'Ussat, pendant la saison de 1859, comparée à celle de 1858.

ÉTABLISSEMENT.		VISITEURS PAYANTS.	VISITEURS GRATUITS.	DURÉE DU SÉJOUR.	PRODUIT DE LA RÉGIE.	ARGENT LAISSÉ DANS LE PAYS (1).
Ussat-les-Bains	1859	917	286	20 jours.	20,150 fr.	150,000 fr.
(Ariége).	1858	807	211	20 jours.	17,210 fr.	122,000 fr.

(1) Dépenses de toute nature comprises, pendant le séjour.

Ainsi paraît entrer en voie de prospérité cet Établissement, qui offre à la médecine de nouvelles et précieuses ressources, dont l'importance a été trop longtemps méconnue et dont le régime des eaux, la distribution architectonique et le service administratif (1) ont subi les modifications les plus favorables aux malades.

Cette année, les eaux d'Ussat ont été actives et abondantes; leur niveau, même au plus bas étiage de la rivière de l'Ariége et malgré l'intensité des chaleurs (*), s'est toujours maintenu et a constamment alimenté les trop-pleins; leur température et leur minéralisation n'ont pas éprouvé non plus de variation sensible. Aussi leurs effets ont été plus marqués et les guérisons plus nombreuses, surtout dans les basses températures, si recherchées et si efficaces contre cette multitude de maladies particulières au sexe.

Ainsi que nous l'avons déjà exposé, les eaux d'Ussat, par leur propriété tempérante, résolutive, hémostatico-sédative, opèrent des effets toniques consécutifs. Elles conviennent surtout aux tempéra-

(*) Au mois d'août, le thermomètre centigrade marquait 50 dégrés au soleil.

ments nerveux et irritables, aux constitutions appauvries dont quelque irritation latente trouble l'équilibre.

Abordant les indications spéciales, s'il est un fait bien établi en médecine pratique, c'est d'abord l'action résolutive de ces eaux dans les maladies chroniques de l'utérus et les altérations variées de sa membrane muqueuse; c'est la guérison fréquente, par le traitement hydro-minéral d'Ussat, des pertes utérines, muqueuses ou sanguines; des prolapsus et des déviations de cet organe, des granulations, des exulcérations du col, dont la cautérisation accélère si heureusement l'effet des eaux.

Avec le bain, on fait usage, dans ces états morbides, d'irrigations durant le bain même (*), avant

(*) Pour varier les températures des bains-douches selon les diverses indications de la thérapeutique, ces bains seront, à l'avenir, alimentés au moyen d'un serpentin réfrigérant qui, tout en conservant à l'eau thermale tous ses principes, toutes ses propriétés, permettra d'en moduler, à volonté, le degré de chaleur.

Ainsi nous fîmes à Ax en 1841 : après plusieurs épreuves sur ces eaux sulfureuses enfermées dans des tubes de verre hermétiques et exposés à la réfrigération dans le lit de la rivière de l'Ariége, nous pûmes constater, le lendemain, que ces eaux, dont la température s'élève à 75 degrés et dont le gaz hydrogène sulfuré s'évapore rapidement à l'air libre, descendaient, par cette opération, à 45° sans perdre leur sulfuration.

C'est alors que, sur nos indications, fut établi le *serpentin* des d'employer directement les douches utéro-vaginales. Ces irrigations ayant lieu sous l'eau et par jets amortis, on évite les premières excitations et les organes sont préparés à recevoir bientôt la médication des douches. Ainsi s'éliminent les éléments de phlegmasie de ces organes générateurs; ainsi s'explique tout naturellement la cessation de la *stérilité*, par l'action que cette médication exerce sur les causes de cet état morbide, à savoir : la métrite, l'antéflexion, l'hystéroptose, la leucorrhée, la dysménorrhée.

Aussi, parmi les malades qui fréquentent l'Etablissement, se trouve-t-il un grand nombre de femmes qui forment les trois quarts environ de la population baigneuse et qui fournissent un ample contingent à la thérapeutique d'Ussat, comme il appert du tableau analytique ci-après que nous

bains Viguerie; seulement, au lieu d'un seul robinet pour chaque bain, à température réglée et obtenue par le passage continu de l'eau minérale à travers les spirales plus ou moins nombreuses des tubes immergés dans le bassin de l'eau froide, ainsi que nous l'avions tracé, on se borna à jeter dans le réfrigérant un large tube d'encaissement, servant de réservoir à l'eau thermale, dont la température trop abaissée ne peut atteindre le but thérapeutique qu'en la mariant, dans le bain, avec l'eau sulfureuse à haute température d'un second robinet : appareil très-imparfait dont nous avons vainement sollicité la rectification, même à nos frais avancés.

avons dressé dans l'ordre de fréquence des états pathologiques et diathésiques qui se présentent à ces Eaux.

Nonobstant leur action résolutive locale, les eaux d'Ussat exercent sur l'économie une action générale reconstitutive, surtout lorsqu'en même temps elles sont prises en boisson. C'est par cette connexité d'action que nous avons pu nous rendre compte des succès obtenus dans les phlegmasies chroniques des voies digestives avec émaciation, et même dans les maladies diathésiques accompagnées de langueur et de dépérissement.

Les eaux d'Ussat jouissent encore, dans le traitement des maladies nerveuses, d'une réputation séculaire de spécialité qui ne s'est jamais démentie et dont tous nos prédécesseurs et des praticiens les plus recommandables se sont faits les interprètes. Nous-même, depuis quarante ans, nous entendons dire et nous répétons, par expérience, que ces eaux sont puissamment antiphlogistiques et antispasmodiques et, d'accord, on s'est expliqué leur efficacité contre la phlogose, par la nature même de leur composition chimique.

En est-il de même de leur action sur le système nerveux? est-ce le même principe médicateur qui agit comme sédatif de l'irritation générale ou partielle de ce système? Rien ne le démontre et nous pouvons constater, par un exemple frappant, l'existence, dans ces eaux, d'un agent narcotique, inhérent et insaisissable, distinct des autres principes tenus en suspension et révélés par l'analyse. Pendant les fouilles et les travaux d'Ussat, alors que les eaux thermales étaient mises à découvert et perdaient leur gaz par l'évaporation libre, la médication antiphlogistique était nulle, tandis que l'action antispasmodique persistait dans toute son activité. Nos clients, que nous pourrions nommer, atteints de gastro-entérite, de métrite, de catarrhes divers, ne retirèrent aucun fruit des eaux, au contraire; et, dans ce même temps, les rhumatismes nerveux, les spasmes, les névralgies cédaient, comme toujours, à l'usage des bains. C'est même à l'occasion de cette perturbation inquiétante, pour l'Administration, que nous prononçâmes ces paroles dont on a cherché à dénaturer le sens : « Les Naïades d'Ussat sont des nymphes « pudiques; gardez-vous bien de soulever leurs « voiles. »

Un autre fait *nouveau* s'est produit, pendant cette saison, dans le traitement hydro-minéral d'Ussat, sous l'influence antiphlogistique et sédative du bain de baignoire contre les affections du cœur et de l'appareil circulatoire.

Sous cette seule influence et peu de temps après l'immersion, on voit l'agitation des malades se calmer, les palpitations s'apaiser, le pouls reprendre sa régularité et diminuer de six à douze pulsations. Vers le quinzième bain, ces modifications demeurent permanentes, l'œdème se dissipe, et la santé générale s'améliore avant la fin de la cure.

Déjà bon nombre de malades, en proie à des hémorrhagies rebelles ou à des accidents graves causés par un obstacle au cours du sang, ont dû, cette année, les uns une guérison entière, d'autres des modifications importantes, à cette puissance hémostatique incontestablement acquise désormais à la thérapeutique spéciale de ces maladies.

En nous livrant à ces appréciations, puisées dans l'étude attentive des divers modes d'action des eaux d'Ussat, nous avons cru, dans l'intérêt des progrès de l'hydrologie thermale, devoir insister plus particulièrement sur les *faits nouveaux*, sans perdre de vue l'ensemble des résultats obtenus sur les différentes catégories de malades, que nous avons résumés dans le tableau suivant :

Tableau analytique de 1203 malades observés à Ussa[t]
(1859).

DÉSIGNATION DES MALADIES.	Nombre de cas observés.	Résultats à la fin de la cure therm[ale]			
		guéris.	améliorés.	effets nuls.	morts.
I. MALADIES DES FEMMES - phlegmasies chroniques.					
1° Métrites, engorgements, déviations, prolapsus, altérations du col, ovarite.....	202	110	67	25	»
2° Vaginite, utéro-vaginite, leucorrhée..	173	115	55	3	»
3° Pertes utérines................	35	27	8	»	»
4° Aménorrhée, dysménorrhée..........	39	23	14	2	»
II. Névroses.					
1° Convulsions avec ou sans paralysie, hystérie, chorée, tremblements musculaires, crampes, etc...............	57	33	21	3	»
2° Troubles des centres nerveux........	13	7	4	2	»
III. Névralgies.					
1° Rhumatisme nerveux, sciatique, lombago, pleurodynie, tic douloureux....	168	109	42	17	»
2° Gastralgie, entéralgie, constipation..	68	47	19	2	»
IV. Phlegmasies des organes digestifs.					
1° Dyspepsie, gastrite, gastro-entérite, hépatite subaiguë, mélæna, hématémèse.	69	42	20	7	»
V. Affections des voies urinaires.					
1° Néphrite, cystite, catarrhe vésical....	22	13	6	2	1 (1)
VI. Obstacles à la respiration et à la circulation.					
1° Bronchite, toux, dyspnée, asthme...	17	10	4	1	2 (2)
2° Maladies précordiales, endocardite et péricardite, palpitations, hémostasie, œdème, hypercrinie, varices, hémorroïdes.	28	15	9	4	»
VII. Maladies diathésiques.					
1° Scrofule subaiguë, rachitisme, goutte, anémie, chloro-anémie..................	28	17	6	5	»
VIII. Maladies indéterminées ou non surveillées	284				
	1203	568	275	73	3

(1) A succombé à la fièvre typhoïde.
(2) Morts de phthysie avancée.

Observons, en terminant, que les résultats ultérieurs à la saison, et non encore suffisamment connus, doivent apporter à ce tableau des changements favorables; car il est d'expérience que les bénéfices acquis par la médication hydro-minérale d'Ussat sont durables; ils se perdent rarement; et très-souvent, lorsque l'état morbide n'a pas été modifié durant la *cure*, ou lorsque les malades quittent la station thermale sans une grande amélioration apparente, les affections qui avaient résisté aux autres moyens thérapeutiques disparaissent, quelques jours, un mois plus tard, sous l'influence de l'action altérante et reconstitutive de la saturation minérale.

Nous pouvons, entre autres exemples récents, citer le suivant:

M. Bosc, receveur des contributions, à Mirepoix, que tout le monde a vu à Ussat, frappé d'un ébranlement général du système nerveux, à la suite d'une chute violente de cheval; sans cesse agité, courbé et amaigri; la figure terne, l'œil cave et égaré; parlant avec volubilité et laissant partout des traces de ses expuitions; se plaignant d'endolorissement dans les membres; sans sommeil, sans appétence et répétant qu'*il ne sent plus sa tête.*

Arrivé, le 12 août, à Ussat, où son médecin, M. Chabaud, et les Professeurs de Montpellier l'envoyèrent après un traitement des mieux dirigés, il prit trente-deux bains et une vingtaine de douches sur la nuque et la colonne vertébrale. Sous cette double action thermo-minérale, il y eut quelque amendement dans l'agitation, l'inappétence et l'insomnie; mais l'état du cerveau et le trouble de l'innervation persistaient encore à la fin de la cure, qui dura jusqu'au 28 août. A peine rentré chez lui, le malade éprouva une amélioration qui se dessina, chaque jour, de plus en plus, et amena un rétablissement dont on désespérait.

Nous avons vu naguère M. Bosc exerçant ses pénibles fonctions, dans un état exubérant d'embonpoint et de santé parfaite, et n'ayant que des louanges pour les eaux d'Ussat qui l'ont sauvé.

Voici la lettre qu'il nous écrivait de Mirepoix, pour nous donner de ses nouvelles:

« Vous savez qu'après la terrible chute de cheval
« que je fis dans mes tournées, au commencement de
« juin, où je fus grièvement blessé à la tête et aux
« jambes et dont la suite entraîna une fièvre cérébrale
« des plus graves qui me fit garder le lit pendant les
« mois de juin et de juillet, j'arrivai le 12 août, à Ussat,
« encore bien malade, comme vous avez pu le remar-

« quer, et que je vous quittai, me trouvant un peu
« mieux, mais bien loin d'être guéri?

« Maintenant que me voilà à peu près rétabli, je
« prends la liberté, Monsieur le Docteur, de vous témoi-
« gner toute ma reconnaissance pour les soins que vous
« m'avez donnés et de vous informer que vos bains ont
« opéré leur effet : je suis forcé d'avouer que les Eaux
« d'Ussat m'ont fait un bien immense, à tel point que
« j'ai pu reprendre mon service actif dès ce mois de
« janvier.

« Je suis, etc.»

En présence de résultats aussi concluants, qui
intéressent si immédiatement l'humanité et la richesse publique, espérons que le Gouvernement de
l'Empereur, appréciant de plus en plus (*) l'im-

(*) Voici le détail des subventions accordées à Ussat par la munificence Impériale :

1850.	3,000 fr.
1851.	
1852.	3,000 fr.
1853.	2,000 fr.
1854. . . . . . ·	5,000 fr.
1855.	5,000 fr.
1856.	3,500 fr.
1857.	2,000 fr.
1858.	2,000 fr.
1859.	1,500 fr.
Total. . . .	27,000 fr.

Pour l'année 1860, Son Excellence M. le Ministre des Travaux

portance de l'Etablissement sanitaire d'Ussat, l'ho-
norera d'une protection toute spéciale.

Si, en souvenir de la guérison remarquable
que S. M. le Roi de Hollande y trouva en août
1807, Napoléon III, son fils magnanime, daignait
visiter Ussat avec son Auguste Compagne qui,
sans aucun doute, y raffermirait sa santé si pré-
cieuse et si chère, il ajouterait une belle page à
l'histoire, déjà si brillante, de nos Thermes, et les
recommanderait ainsi à l'attention de la France,
de l'Europe et de la postérité.

publics a daigné écrire la lettre suivante :

« Monsieur le Préfet,

« Le 29 février vous m'avez proposé d'accorder un secours à
« l'Établissement thermal d'Ussat : cette proposition ne sera pas
« perdue de vue lorsque je m'occuperai de la répartition du fonds
« spécial pour l'exercice 1860.

« Le Ministre de l'Agriculture, du Commerce
« et des Travaux publics,

« ROUHER. »

NOTES HISTORIQUES.

(A).

Malgré la dénégation de certains hydro-thermologues qui n'admettent d'eau balnéable que l'eau claire, les Bains d'Ussat ne furent, pendant longtemps et jusqu'à nos jours, que des bains de boue, opérant les guérisons les plus rapides. On tient dans le pays qu'au vieux temps, un spadassin se voyant le corps tout barbouillé, après un bain qu'il était venu prendre pour assouplir ses jointures, traça, avec la pointe de sa brette, ces vers sur la muraille :

> « Corbleu ! Baygneur, dis-moi, de cest espais combuis,
> « Où vas-t-on se désoindre en sortant de cest huis ? »

Ajoutons que tous les envois destinés à cet Etablissement portaient pour suscription : *Aux Boues d'Ussat*, et qu'il existe encore des liasses de lettres poudreuses, adressées : « *à Messire de Fraxine,* » *propriétaire des Boues d'Ussat.* »

(B).

Relation historique du voyage de S. M. le Roi de Hollande, à Ussat.

Dans la journée du 26 mai 1807, une chaise de poste traversait le département de l'Ariége au grand trot de deux forts chevaux. En regardant dans cette voiture armoriée, on vit un homme d'un certain âge, les cheveux blancs et la boutonnière ornée d'un ruban de diverses couleurs qui indiquait de nombreuses décorations. Son aspect était grave et son maintien sévère. Les brillants écussons attachés à sa chaise de poste révélaient un grand personnage : sur un siége, placé en arrière, se tenait un valet de pied en livrée.

Cette voiture se dirigea, à toute vitesse, vers Tarascon, dépassa cette ville et ne s'arrêta qu'à Ussat-les-Bains. Le voyageur envoya annoncer son arrivée, et aussitôt, un homme de moyenne taille, portant culottes, habit noir, souliers à boucles d'argent, chapeau à corne, apparut et salua profondément le voyageur. Cet homme était l'Inspecteur des Bains d'Ussat; le voyageur était le Médecin en chef de l'Hôtel-Dieu de Paris : l'un s'appelait M. Pilhes, l'autre se nommait M. Leclerc.

Naturellement, le Docteur de la capitale fut reçu par son confrère et, le soir même, à dîner, il lui expliqua le but de son voyage.

—« Parmi mes clients, dit-il, je compte un per-
« sonnage riche et puissant; il souffre d'affections
« nerveuses, et il m'a chargé de parcourir les divers
« établissements thermaux de France, d'en analyser
« les eaux et d'en connaître la température et les
« vertus, afin de lui indiquer celui qui convient
« le mieux à sa maladie. »

—« Pour le genre d'affection que vous m'indiquez,
répondit l'Inspecteur, « les eaux d'Ussat sont em-
« ployées avec le plus grand succès, et je pourrais
« vous citer des exemples frappants de leur effi-
« cacité. »

M. Pilhes énuméra plusieurs cas de guérison, et il s'aperçut qu'il avait à peu près convaincu M. Leclerc.

Après le repas, la conversation roula sur le pays, inconnu du Médecin de l'Hôtel-Dieu. On lui parla du joli vallon d'Ornolac, où les Baigneurs pouvaient trouver d'agréables distractions, et des grottes cu-rieuses et riches qui avoisinent les Bains; des por-tiques qui leur servent d'entrée et d'où l'on jouit d'un panorama magnifique, etc.

Le lendemain, M. Leclerc se fit conduire aux sources, les examina et en fit l'analyse. Ses recherches durèrent quatre heures, et comme il voulait effectuer un travail complet, il répéta ses expériences à différents degrés de température, y porta toute l'attention d'un profond chimiste et finit par dire à l'Inspecteur :

« Monsieur, permettez-moi de vous féliciter,
« en vous serrant la main. Vous possédez à fond
« la connaissance du service qui vous est confié.
« Ce que vous m'avez rapporté de vos sources est
« exact; non-seulement je veux envoyer mon
« malade à Ussat, mais encore je veux le remettre
« à votre direction. Je vais partir et, dès que je
« serai de retour à Paris, je dirai à mon riche client
« l'opinion et l'estime que j'ai de votre personne. »

M. Leclerc était parti depuis un mois, et aucun étranger de distinction n'avait encore paru. On désespérait déjà, quand, le 2 juillet, un courrier arriva, à franc étrier, à la demeure de l'Inspecteur. Les harnais de son cheval étaient ornés de couronnes et d'initiales. Il demanda à parler à M. Pilhes et lui remit le pli suivant:

« Le malade du docteur Leclerc est arrivé à Ta-

« rascon; il prie **M. Pilhes** de se rendre, dès qu'il
« le pourra, auprès de lui. »

Le billet ne portait pas de signature. L'Inspecteur
monta à cheval et suivit le courrier qui s'arrêta à
l'hôtel Ginestet, aujourd'hui hôtel Gabach.

Le Médecin fut introduit avec cérémonial; le
malade le fit asseoir et lui dit :

« Docteur, mon Médecin, qui dernièrement
« est venu dans ce pays, m'a parlé avec éloges de
« votre talent. Vous connaissez la maladie dont je
« suis atteint; je veux guérir; acceptez ma con-
« fiance; je m'en rapporte à vous. »

L'Inspecteur s'inclina devant cet homme qu'il ne
connaissait pas, mais dont le visage ouvert était
plein de distinction, et que, d'ailleurs, une cour
entourait.

—« Je suis fier et heureux de vous voir accepter
« mes soins, répondit le Docteur avec déférence
« et effusion; les eaux d'Ussat sont excellentes
« pour les affections nerveuses. Je vous soumettrai
« à un traitement qui ne vous fatiguera guère, et
« j'ose espérer qu'un mois de séjour vous rendra
« la santé. »

—« Soit, dit le malade, et je vais m'installer dans
« ce modeste hôtel dont ce corps de logis, donnant

« sur la rivière, suffira pour moi et pour les miens. »

Le nom du malade avait transpiré : l'incognito qu'il voulait garder était rompu, et l'on vit arriver, en foule, des visiteurs qui, matin et soir, sollicitaient l'honneur d'offrir leurs hommages au noble étranger. L'Inspecteur ne quittait pas son malade ; et celui-ci ne voulait rien faire, ni rien prendre sans l'avis du Médecin.

Dans la course que cet auguste personnage faisait, quotidiennement, en voiture, pour se rendre de Tarascon aux Bains, il distribuait d'abondantes aumônes aux malheureux qui l'attendaient sur la route, et l'on pourrait raconter mille traits de bienfaisance qui ont perpétué, dans le pays, le souvenir de l'illustre malade d'Ussat-les-Bains.

Un jour, sentant ses forces revenir et sa santé renaître, il voulut en témoigner sa gratitude envers Dieu et il se rendit, avec sa suite, à l'antique chapelle de Sabart. On le vit agenouillé sur la pierre, et prier avec ferveur devant cet autel qui, d'après la tradition, fut élevé par Charlemagne. Il parcourut ensuite le cimetière ; et quand il en sortit pour se retirer, il lui fallut fendre la foule des pauvres, venus de loin, car la charité compatissante du noble étranger avait déjà retenti dans nos montagnes; et tous reçurent une marque nouvelle de sa générosité.

Il y avait trente-six jours que ce personnage était dans la haute Ariége, et sa guérison était complète. Le jour de son départ fut fixé au 7 août. On le sut, et les populations accoururent de toutes parts pour lui témoigner, par une ovation respectueuse et sympathique, les regrets unanimes que faisait éprouver son éloignement.

Le noble malade tout à fait rétabli, sur le point de monter en voiture, embrassa le vieux docteur Pilhes et lui dit d'une voix émue :

« Docteur, voilà pour les pauvres; voilà pour « les Bains d'Ussat qui m'ont guéri ; et vous, mon « cher ami, le Nestor de la Médecine, acceptez « ce souvenir de votre client reconnaissant et « dévoué; » et l'étranger lui remit des rouleaux d'or qui, répandus avec discernement, soulagèrent bien des misères et séchèrent de nombreuses larmes !

Le souvenir offert personnellement au docteur Pilhes consistait en une superbe tabatière en or, sur laquelle étaient enlacées ces deux lettres initiales *L. N.*

L'étranger riche, puissant et charitable, était

Louis Bonaparte, roi de Hollande, frère de l'Empereur Napoléon Ier et père de S. M. I. Napoléon III(*).

Quelques jours après, la poste apportait à Ussat la lettre suivante, à l'adresse du docteur Pilhes :

«Paris, le 1er septembre 1807.

Monsieur,

« Vous désirez connaître si le Roi de Hollande con« tinue à se bien trouver des bains d'Ussat; les bons « effets que Sa Majesté en a retiré se soutiennent; sa « santé est bien rétablie, et, si cet heureux résultat se « maintient, la réputation dont jouissent déjà vos Bains « ne pourra qu'y gagner beaucoup.

« Bien aise, Monsieur, de pouvoir vous donner ce « témoignage.

« Je suis, etc.   LECLERC, médecin.»

(*) On assure que l'Administration d'Ussat a résolu, aussitôt que le péristyle des Thermes sera dallé, de rétablir, sur la porte de l'ancien cabinet où se baignait S. M. le Roi de Hollande, l'inscription suivante qu'une main reconnaissante y avait tracée, au nom des pauvres, en 1807 :

ANNO MDCCCVII,

LUDOVICO-NAPOLEONI,

REGI BATAVIÆ BENEFICO,

FRATRI NAPOLEONIS MAGNI,

PAUPERES GRATISSIMI.

(C)

Lettre que le docteur Chrestien écrivait de Montpellier, le 27 mars 1810, à M. Roques, fermier des Bains.

« Monsieur le Préfet de l'Ariége a dû recevoir
« l'analyse des eaux d'Ussat que M. Figuier a faite
« à sa sollicitation. Il faut lui en demander une
« copie et le public ne pourra pas en suspecter
« l'exactitude; ce chimiste en a apporté beaucoup
« dans son travail parce qu'il a sa réputation à sou-
« tenir. Cette analyse connue, ne peut faire que le
« plus grand bien à vos Bains; elle mettra le
« Médecin dans le cas de se rendre raison des cures
« qu'ils opèrent.

« Vous apprendrez avec plaisir que toutes les
« personnes de Montpellier ou des environs qui se
« rendirent, l'année passée, à Ussat, d'après mes
« conseils, s'en sont parfaitement trouvées. M. La-
« peyrière qui, sur mon avis, y fut de Paris, en
« retira un bien sensible pendant le séjour qu'il y
« fit. S'il retourne dans la capitale, comme c'est
« son projet, avant de retourner à Ussat, il sera
« plus utile à vos Bains que tous les éloges qu'on
« pourrait leur donner. On le vit partir d'une
« maigreur affreuse, ne prenant que trois ou

« quatre onces de nourriture dans les vingt-quatre
« heures et souffrant encore beaucoup pour la
« digérer, au point que son médecin soupçonnait
« une obstruction dans l'estomac, ayant peine à
« se soutenir (il arriva dans cet état à Ussat); et
« on le verra arriver frais, fleuri, faisant trois repas
« par jour, marchant pendant trois et quatre
« heures sans être fatigué. Je l'avais consulté au-
« paravant et j'avais reconnu chez lui quelques em-
« barras dans les différents viscères du bas-ventre,
« effet, d'après mon opinion, de la sécheresse
« et de la rigidité de la fibre, s'accompagnant
« d'une sensibilité excessive du genre nerveux.
« Entre autres moyens, je lui proposai les Bains
« d'Ussat, parce que, d'après ce que j'en avais
« éprouvé sur moi-même, je n'en connais pas de
« meilleurs quand on a l'éréthisme et la sensibilité
« des nerfs à combattre.

« Vous apprendrez aussi avec satisfaction que,
« cet hiver, je me suis brouillé avec mes por-
« teurs; je n'avais pas pu m'en passer trois ans
« de suite; je n'attrape pas un lièvre à la course,
« mais je marche rondement et sans avoir besoin
« de choisir mes pas; je monte au troisième, au
« quatrième étage sans plus de peine qu'avant

« l'accident qui me mit dans le cas d'aller à Ussat.

« A juger de l'efficacité du remède par les nuances
« dans les effets, j'aurais plus à me louer de ceux
« que j'ai obtenus l'année passée que celle d'aupa-
« ravant. Il est vrai que, la première année, je
« ne restai à vos bains que vingt jours et que j'eus
« la maladresse d'y prendre, en montant à cheval,
« une entorse très-forte au pied malade. La seconde
« année, mon séjour a été d'un mois; il ne m'est
« pas arrivé d'accident; aussi ne me reste-t-il pas
« de douleur, et ma jambe qui, depuis ma chute,
« il y a quatre ans, avait maigri de quatre travers
« de doigt, a-t-elle repris la grosseur qu'elle avait
« auparavant. Si rien ne s'y oppose, dans la saison
« favorable, j'irai encore la plonger dans votre pis-
« cine, pour consolider le bien qu'elle m'a procuré.

« Selon toute apparence, vous reverrez M. Gé-
« vaudan, qui se trouva on ne peut pas mieux de
« prendre une quarantaine de bains à Ussat.

« J'oubliais de vous dire que nous avons vu,
« Figuier et moi, à Paris, le Péruvien dont je ne
« me rappelle pas le nom. Il jouit de la meilleure
« santé; il n'a plus de douleurs et il s'applaudit
« d'avoir été à Ussat, malgré tout ce qu'on lui avait
« dit pour le dégoûter de s'y rendre.

« Je ne terminerai pas cette lettre sans vous
« parler de M. Figuier dont la santé va au mieux
« depuis qu'il est de retour d'Ussat. Il n'a pas eu,
« cet hiver, la plus légère atteinte de la terrible
« douleur de sciatique dont il fut tourmenté l'année
« passée. Il me remercie souvent de l'avoir engagé
« à aller à vos bains.

« Comptez, etc.,

« CHRESTIEN, D. M. »

Le docteur Gout, médecin de l'Hospice de Foix
et spécialement chargé du service militaire, cite
plusieurs cures obtenues, à cette même époque, par
les Bains d'Ussat, entre autres, celle du lieutenant
Darnaud, de Roquefixade. Ce jeune et brave
officier, à la suite de plusieurs blessures qu'il reçut
dans la vallée d'Erskho (Aragon), à la tête d'un
détachement de chasseurs de montagne, était
tombé dans le marasme et la consomption. Ses
extrémités étaient atrophiées et il ne pouvait plus
se tenir debout; on était obligé de le porter pour
le mettre en voiture. Arrivé à Ussat le 14 décembre 1809, les bains cicatrisèrent ses plaies et
opérèrent un tel changement dans l'état du malade,
qu'il parvint, au dix-septième bain, à pouvoir se
promener, soit à pied soit à cheval.

(D).

Voici la constitution atmosphérique régnante, en 1807, dans l'établissement thermal, constitution qui n'avait peut-être pas encore été constatée :

Le maximum de température d'Ussat s'arrête ordinairement de 55 à 56° centigrades, le minimum est à — 12 — 15°. On peut fixer la moyenne de + 12, à + 12,5.

Le printemps est variable d'ordinaire et souvent pluvieux : on éprouve, quelquefois, les quatre saisons en un seul jour.

L'été généralement est fort chaud : aux rayons solaires directs se joignent les rayons réfléchis des montagnes de la vallée dont la fraîcheur tempère l'intensité.

L'automne, saison habituellement belle, est très-douce, sauf quelques transitions brusques dans le mois d'octobre. Le thermomètre va assez exactement de 7°,5 à 25°.

L'hygromètre marche de 48 minimum à 100 degrés d'humidité. La moyenne de l'année n'est pourtant que de 60 à 65°, l'atmosphère étant plus souvent humide.

La hauteur moyenne du baromètre est de 0^m 720 millimètres; le maximum étant de 0^m 734 millimètres et le minimum de 694.

La hauteur d'Ussat, prise au niveau du lit de l'Ariége, est de 454 mètres au-dessus de la mer.

L'étendue du mouvement annuel du baromètre est de 40 millimètres, et la variation diurne moyenne, de 15 millimètres.

Quoique les pluies y soient fréquentes au printemps, elles durent peu. Il y en a cependant qui persistent de 24 à 56 heures et qui donnent 18 à 20 millimètres d'eau. Les nuages qui forment la pluie d'hiver ne sont qu'à une hauteur absolue de 700 à 800 mètres. En été, au contraire, ils sont à 12 ou 1500 mètres. Ils donnent la pluie à grosses gouttes; il y a des nuages qui flottent au-dessus des plus hauts sommets des montagnes, c'est-à-dire à plus de 5,000 mètres d'élévation.

La quantité moyenne annuelle de pluie est de 0 ^m 5780.

L'épaisseur ordinaire de l'Ariége, autour de l'Etablissement, est de 5 décimètres. Lorsqu'elle grossit, elle influe sur la température de l'eau minérale. Certains orages produisent le même effet.

(E)

Vers la fin du dernier siècle, vivait à Pamiers un homme vénéré et dont la mémoire est restée populaire. Noble autant par les sentiments que par la naissance, il passa sa vie à faire le bien : c'était Messire Louis de Fraxine, seigneur et baron d'Ornolac.

Maître d'une grande fortune et dégagé des liens de famille qui auraient enchaîné sa bienfaisance, il l'étendit avec sollicitude, persévérance et discernement, sur les pauvres des communes de Pamiers et d'Ornolac. Avec le pain qui nourrit et le bien-être qui moralise, il leur procura les moyens de soulager leurs infirmités corporelles, en leur ouvrant largement les sources si précieuses qu'il possédait à Ussat.

Inquiet de leurs besoins pour le temps même où il ne serait plus, il songea à laisser auprès d'eux un gardien fidèle, dépositaire de ses pieuses volontés, qui fît pour eux ce que lui-même avait fait. Et comme il fallait que ce mandataire se perpétuât, fût toujours vivant et toujours animé d'un saint zèle, il jeta les yeux sur un de ces asiles qui n'existent que pour le pauvre, qui le nourrissent, le consolent et pansent ses plaies, et il choisit naturellement l'Hospice de sa ville natale, l'Hôtel-Dieu de Pamiers.

Réalisant ses intentions charitables, il confia donc à cet Établissement, par donation entre-vifs, le 7

décembre 1787, sa propriété des Bains d'Ussat,
avec les bâtiments et terres qui en dépendaient,
imposant, entre autres obligations, les charges con-
tenues en la clause suivante :

« Ledit Hôpital sera, en outre, tenu, après le
« décès dudit donateur, de loger, nourrir et en-
« tretenir, chaque année, auxdits Bains ci-dessus dé-
« nommés et pendant trois mois, qui commenceront
« au 1er juillet, seize pauvres, dont huit hommes
« et huit femmes ou filles, auxquels il fournira
« aussi, successivement et gratuitement, les bains
« et tous les remèdes nécessaires. Lesdits pauvres
« malades y seront reçus sur un certificat de pau-
« vreté et sur celui d'un médecin ou chirurgien,
« attestant qu'ils ont besoin desdits bains, où ils
« demeureront pendant tout le temps que leur santé
« l'exigera, d'après l'attestation ou l'avis du sieur
« Tarriol, chirurgien que ledit donateur a pré-
« posé jusqu'ici, pour prendre soin des pauvres
« qu'il a annuellement entretenus auxdits Bains,
« et auquel il prie le Bureau d'administration de
« continuer la même confiance; voulant que les
« pauvres malades soient successivement remplacés
« dans lesdits trois mois, et encore, que, dans le
« choix, ceux de la présente ville de Pamiers et des

« lieux d'Ornolac soient également préférés, etc. »

Telles furent les généreuses dispositions de ce pieux bienfaiteur, et la Commission administrative de l'Hospice de Pamiers, dont nous avons eu l'honneur de faire partie pendant trente ans, les exécute ponctuellement en recevant et en entretenant, chaque année, une centaine de malades dans l'hospice d'Ussat, et en distribuant aux indigents cinq à six mille bains gratuits, pendant la durée de chaque saison thermale.

Telle fut aussi la portée immense du don de M. de Fraxine que, confié à la sollicitude intelligente et pratique de l'Administration hospitalière, ce précieux patrimoine des pauvres, embelli et approprié par ses soins persévérants, était destiné à profiter, un jour, à l'humanité tout entière.

Grâce à cet acte, hautement philanthropique, ou plutôt éminemment chrétien, Ussat, avec son admirable position topographique, son monument thermal, ses belles promenades, son parc si bien dessiné, sa végétation luxuriante où les natures impressionnables trouvent des ombrages et des solitudes inspirant la méditation et la rêverie, des vues magnifiques et les grandioses accidents des convulsions du vieux monde; Ussat, belle oasis, enchâssée au milieu d'immenses roches calcaires comme une émeraude dans le porphyre, est devenu, par la spécialité de ses eaux, le rendez-vous de toutes les classes de la société, la piscine salutaire où viennent s'éteindre, après avoir déjoué toute la sagacité médicale, cette multitude de maladies nerveuses, triste fruit des troubles et des émotions de notre époque.

Nonobstant les puissants motifs de santé qui appellent, aujourd'hui, l'affluence à Ussat, l'archéologue vient y visiter les monuments historiques d'Unac, de Sabart, de Calamès et de Monturguel; le beau château de Gudanes; les vieux manoirs de Lordat, de Miglos, de Château-Verdun dont quelques créneaux, vestiges de grandeurs et de désastres d'un autre âge, sont encore debout à la cime sourcilleuse des monts; en même temps que les gites métallifères, les fossiles et la flore des environs y attirent les savants.

(F).

Dans ces montagnes, le calcaire se montre souvent comme stratifié, mais plus souvent en masses de marbre gris ou rouge, comme il existe sur la rive droite de la rivière, sous les ruines du château de Lordat. La rive gauche est plus particulièrement composée de bancs de schiste stratifié, sous une inclinaison variée. Cette roche s'étend jusqu'à Ax et se trouve dans la vallée d'Ascou, en renfontant jusqu'au port de Pailhères.

Il paraît que c'est le même banc de schiste qu'on pourrait reprendre aux Cabannes et suivre, en traversant la rivière, sur le côté droit à Ornolac et jusqu'au bas d'Ussat, où il existe, sous le calcaire, au niveau des bains et du lit de la rivière. C'est là, à travers les fissures de ce schiste, que sourdent les eaux thermales.

(G).

Parmi les personnages qui, dans ces derniers temps, ont honoré de leur présence les Bains d'Ussat, on peut signaler le général Lejeune; la duchesse de Dalmatie; M. de Lamartine; le célèbre peintre Decamps; la comtesse de Lazaresse, née princesse de Biron Courlande; le duc de Sabran-Pontèves; la princesse de la Moskowa; la comtesse de Persigny; le général d'Hautpoul, Grand Référendaire; le duc de Crillon; Mme Casimir Périer; Mme Roland, fille de feu Martin (du Nord), ancien ministre; le marquis d'Astanières; les comtes de Suffrein, de Turenne, de Toulongeon, de Puysségur, de Falloux ; les comtesses de La Rochefoucault, de Chanciergue, de Garraube, de Saint-Paul, de Clauselles, d'Oberlin, etc.

Qu'il nous soit permis de citer aussi une triste célébrité, Mme Laffarge, née Capelle, qui séjourna à Ussat, pendant six ou sept semaines, et de rapporter quelques traits de ses derniers moments.

C'est après avoir, deux mois auparavant, obtenu sa grâce du Président de la République, qu'elle se rendit aux Bains d'Ussat, accompagnée du colonel d'artillerie Audaury, intime ami du colonel Capelle.

Sentant que les Eaux d'Ussat lui faisaient du bien, elle disait familièrement au digne aumônier de l'Etablissement :

« Monsieur le Curé, dès ma rentrée chez
« moi, je vous ferai de belles pages sur l'effi-
« cacité admirable de vos eaux. Quelle reconnais-
« sance ne leur dois-je pas ? J'étais venue ici sans
« sommeil, Ussat me l'a rendu ; je ne mangeais
« rien, je dévore ; je toussais à crever, ma toux
« à disparu ; j'étais courbée comme un cercle, me
« voilà redressée. »

Malheureusement, cette femme étonnante, qui

venait de passer par les plus terribles épreuves, fut saisie d'une maladie du cœur à laquelle elle succomba presque subitement.

Marie Capelle (nom de sa famille qu'elle avait repris) sentait sa position et vivait très-retirée. Elle recevait certains visiteurs lorsqu'elle prévoyait que des sentiments sympathiques les attiraient vers elle; et ils se plaisaient à sa conversation pleine de charmes; mais si, avec son tact incomparable, elle s'apercevait qu'ils étaient poussés par un esprit de curiosité, elle les éconduisait poliment et résolûment.

Pendant son séjour à Ussat, elle assistait, chaque jour, à la messe; et sa tenue y était édifiante. Tous les soirs, pendant l'heure du dîner des hôtels, elle descendait à la chapelle et y demeurait prosternée jusqu'au moment où on se levait de table. Elle faisait toujours ses promenades accompagnée de Mlle Colard, âme généreuse qui s'était dévouée à elle dès l'âge de dix-huit ans et qui avait consolé les ennuis de sa longue prison.

Mme Laffarge, qui fréquentait beaucoup, à Ussat, le tribunal de la pénitence, reçut, dans ses derniers moments, tous les secours de la religion, avec une foi et une piété qui firent verser d'abondantes larmes à ceux qui en furent les témoins. Au moment suprême, quand on lui demanda à haute voix, si elle pardonnait à ses ennemis; elle recueillit ses forces défaillantes, se releva sur son lit et, les yeux fixés au Ciel, elle fit cette exclamation : « Oui, je leur pardonne de « tout mon cœur et je souhaite que Dieu leur fasse « autant de bien qu'ils m'ont fait de mal ! »

Après qu'elle eut reçu les derniers secours spirituels et pendant que le ministre de la religion demandait aux fidèles des prières pour le retour de la santé de la malade : « Merci, Monsieur le Curé, « s'écria-t-elle, merci de vos bonnes intentions pour « moi, mais, je vous en supplie, ne demandez pas « la prolongation de mes jours, laissez-moi aller « m'unir à mon Dieu. » Quelques moments après elle avait quitté ce monde.

C'est le digne et respectable Curé d'Ornolac, aumônier d'Ussat-les-Bains, M. Bonnel, qui a assisté dans sa maladie cette femme, dont les restes mortels reposent sous une humble pierre, dans le cimetière du lieu, où l'on voit venir, en foule, des touristes et des baigneurs pour visiter sa tombe.

A ces détails, nous joignons copie de quelques autographes laissés par elle à Ussat.

Au moment de partir pour Toulouse, où elle allait faire un court séjour, Mme Laffarge écrivit la lettre suivante à M. le Curé d'Ornolac:

« Dieu m'aime, Monsieur, car il semble vouloir
« me prendre par la main pour me conduire, d'é-
« tape en étape, toujours dans la voie royale de la
« croix : une dent, dont le dentiste avait offensé
« le nerf à Montpellier et qui m'a causé d'intolé-
« rables douleurs, vient de se casser et recommence
« à me faire souffrir le martyre. Dans cet état, je
« ne puis ni parler, ni dormir, ni manger. La
« névralgie entraine après elle la fièvre; quel bien
« pourraient me faire les eaux avec un pareil
« contre-temps et avec de semblables douleurs?
« Je vais, faute d'un dentiste à Foix, me faire
« torturer par un dentiste de Toulouse, et, si l'opé-
« ration ne m'écrase pas d'une façon trop cruelle,
« je serai ici dans deux jours, un peu fatiguée peut-
« être, mais dans les conditions voulues pour y
« passer, avec fruit, tout le mois de septembre.

« Dans l'espoir que cette lettre ne vous apportera
« pas un dernier adieu, je m'incline respectueuse-
« ment, Monsieur, au-devant de votre sainte bé-
« nédiction et je vous dis: *au revoir*. Mais si Dieu
« me conduit à des épreuves nouvelles, je vous de-

« manderai le droit de vous rester alliée par le
« souvenir, le respect et la reconnaissance. Je vous
« demanderai de venir me rappeler à vos prières,
« tantôt par une fleurette rare de mes jardins qui
« s'en viendra s'épanouir et sourire sous votre so-
« leil; tantôt par quelques lignes, âme à âme, qui
« nous réuniront à celui qui n'afflige que pour
« mieux récompenser.

« 30 août 1852.

« MARIE CAPELLE. »

Prière de Madame Laffarge.

« Mon Dieu, je ne sais quels devoirs votre Providence
« m'imposera durant ce jour à peine à son aurore. Je
« ne sais si je vous servirai dans la joie ou dans les
« larmes; mais, d'avance, ma volonté s'incline devant
« votre volonté sainte; s'il faut souffrir, Seigneur, je
« souffrirai : daignez, par vos bénédictions, sanctifier
« mes souffrances. S'il faut mourir, je suis prête encore,
« ô mon Dieu ! et la mort serait, pour moi, la fin d'un
« douloureux martyre, si vous daignez parer mon âme
« des vertus par lesquelles on mérite votre vie éter-
« nelle. »

Pensées de Madame Laffarge.

A Madame R.... à Ussat.

« Le monde, qui efface les individualités, vulgarise
« l'homme. La solitude, qui les exagère, l'anoblit ou
« l'annule. C'est pourquoi les anciens plaçaient à la

« cime des plus hautes montagnes le berceau des géants
« et des nains. »

A Madame C..., de Mazères.

« La mère aime, dans son premier né, la fleur de
« ses plus jeunes rêves et de ses plus riantes espérances.

« L'aïeul adore, dans son petit-fils, le rayonnement
« d'un bonheur éteint et le gage d'une immortalité
« future.

« L'enfant, c'est le lien qui unit le jour écoulé au jour
« qui promet d'être.

« Le berceau et la tombe ne sont-ils pas les deux
« horizons humains d'un même infini ?

(II).

Les annales d'Ussat gardent le précieux souvenir d'un grand nombre de mères de famille qui
doivent les douceurs de la maternité aux vertus
spéciales de ses eaux : Mme la baronne de J...., de
Béziers, venue à Ussat après avoir passé plusieurs
années de mariage sans avoir des enfants, en mit
un au monde avant l'année révolue ; elle accoucha
ensuite tous les ans et en vint à faire des vœux
pour arrêter le cours de sa fécondité.

Mme de M...., de l'Ariége, fille d'un savant
académicien, demeura privée de famille longtemps
après le mariage. C'est aux Bains d'Ussat qu'elle

dut la naissance d'un enfant dans le courant même de l'année.

Mme Or......, de Toulouse, vint aux Eaux d'Ussat après cinq ans de stérilité et, dans les deux années qui suivirent, elle donna successivement le jour à deux enfants qui sont pleins de vie.

Mme de C..., de Toulouse, eut la douleur aussi de rester sans enfants plusieurs années après son mariage. Le séjour qu'elle fit à Ussat, en même temps que Mme de M..., qui fait l'objet d'une précédente observation, mit le comble à ses désirs, également avant le parcours d'une année. Elle a encore autour d'elle deux magnifiques enfants.

Mme de La B..., de Paris, vint, pour le même motif et sans se rebuter des premiers insuccès, pendant trois années consécutives, à Ussat. Ce ne fut qu'après son troisième voyage que ses vœux furent pleinement accomplis : dans quatre années, elle a consécutivement donné le jour à quatre superbes enfants que l'on a vus à Ussat, où la mère les conduisit par reconnaissance.

Pleine de gratitude envers ces eaux salutaires, elle décida à venir leur demander le bienfait qu'elle en avait obtenu elle-même, son amie, Mme G. R..., fille d'un ancien ministre de Louis Philippe. Une année n'était pas encore écoulée, que Mme R.... mettait au monde une belle fille qui vit pleine de beauté et de santé.

On pourrait multiplier ces exemples; chaque campagne thermale en produit de nouveaux; et il devient de plus en plus hors de doute que les Eaux d'Ussat ont le privilége de faire cesser l'infécondité avec l'état morbide qui la produit.

(I).

L'administration et la police intérieure d'Ussat ont laissé, pendant longtemps, beaucoup à désirer. Une grande confusion régnait dans le service, parce qu'il manquait de cette unité d'action qui doit en régulariser toutes les parties. Aussi les plaintes et les réclamations étaient nombreuses; on entendait murmurer contre certaines préférences; on parlait de faveurs, de priviléges, et les malades, froissés et mécontents, s'éloignaient quelquefois.

Aujourd'hui, l'heure des bains, la distribution des cartes, l'inscription au tableau, le bénéfice de priorité, tout est réglé par l'Inspecteur lui-même, seul moyen d'éviter des erreurs souvent grossières, toujours fort regrettables, et d'assurer enfin un service régulier.

Voici l'organisation de ce service établi et mis à exécution dans l'Etablissement thermal :

Administration et police intérieure des Bains d'Ussat.

§ I.

Du Médecin Inspecteur.

Le Médecin Inspecteur surveille et inspecte toutes les parties du service public; il veille au maintien de l'ordre, de la propreté et de la salubrité de l'Etablissement thermal; il veille particulièrement à la conservation des sources, à leur amélioration et à tout ce qui intéresse la santé publique dans l'Etablissement. Il surveille l'usage que font les malades des eaux et des bains, ainsi que les infractions et les abus dans le service.

Il soigne gratuitement les pauvres admis aux bains et règle le régime de ceux qui sont envoyés par l'Hospice de Pamiers.

L'Inspecteur a des heures particulières pour l'accomplissement de chacun de ses devoirs :

De **6** heures à **8** heures du matin, il visite les malades de l'Hospice et ceux qui nécessitent ses soins dans les hôtels. Les Médecins présents à Ussat pour cause de santé, sont, sur leur demande, admis à suivre les visites de l'Hospice.

L'Inspecteur distribue les cartes de bains et donne

ses consultations de cabinet, le matin, de **8** à **10** heures ; le soir, de **2** à **4** heures.

Il réunit, de **11** à midi, tous les employés et servants pour la distribution des ordres et reçoit leurs communications dans l'intérêt du service.

A midi, heure de chômage, on *fait les cabinets :* ils sont lavés et appropriés, et l'Inspecteur parcourt l'Etablissement thermal afin de s'assurer, par lui-même, de tous les détails du service.

A quatre heures, seconde visite des malades, pansements, opérations, etc.

§ II.

Des Employés et Servants, Baigneurs, Baigneuses et Porteurs.

Conformément à l'article **24** de l'ordonnance royale du **18** juin **1825**, les baigneurs et baigneuses, chargés du service de l'Etablissement, sont nommés par le Préfet, sur la présentation de la Commission administrative de l'Hospice de Pamiers, propriétaire de l'Etablissement, et sur l'avis du Médecin Inspecteur.

Ils peuvent être révoqués par le Préfet sur les plaintes de l'Inspecteur, du fermier ou des malades, la Commission administrative entendue.

Les porteurs de chaises sont nommés et révoqués par le Préfet, avec les mêmes formes.

Tous ces servants, de bonne vie et mœurs, robustes et sains, doivent avoir constamment une mise décente et une marque distinctive. Ils sont placés sous l'autorité du Médecin Inspecteur et doivent déférer aux ordres qu'il leur donne dans l'intérêt du service. Ils doivent l'avertir des désordres ou écarts aux règlements qui pourraient survenir dans le service. Ils doivent remplir leur devoir avec douceur, complaisance et politesse envers tous les malades et surtout envers les pauvres.

Les baigneurs reçoivent, à titre de salaire, par chaque bain administré aux malades autres que les indigents, une rétribution fixée par le tarif ci-après, et ils sont obligés, moyennant ce, de tenir les baignoires, les loges de bains et leurs avenues dans un état de propreté parfaite; de fournir la lumière pour éclairer les loges de bains, ainsi que l'extérieur, de fournir le bois et les paniers pour chauffer et sécher le linge, de pourvoir au salaire des porteurs; de fournir et entretenir les chaises à porteur en nombre suffisant pour les besoins du service thermal et de donner aux malades tous les soins nécessaires.

Les employés baigneurs sont chargés de rechercher soigneusement les objets perdus ou délaissés dans les baignoires, les cabinets et les abords des bains, et de les déposer au bureau de la Régie de l'Etablissement. Ils peuvent recevoir une gratification pour chacun des objets trouvés.

Tout ce qui est perçu comme salaire, étrennes ou gratification, est mis, comme par le passé, en masse, et est partagé entre les servants.

Il est expressément défendu aux baigneurs, baigneuses et porteurs, de demander d'autres étrennes que celles portées au tarif. Les excédents d'étrennes, dus à la générosité des personnes qui fréquentent l'Etablissement, seront réunis à la masse pour être partagés comme cette masse. Les baigneurs sont responsables de la perte ou de la brûlure du linge qui leur aura été confié.

Ils fournissent, au prix du tarif ci-après, le linge dont les baigneurs peuvent avoir besoin.

Un des baigneurs, qui a le titre de Baigneur-chef, au choix de l'Inspecteur, est chargé plus spécialement de s'entendre avec lui pour le service des bains.

S'il s'élève des différends parmi les servants, entre eux ou entre les servants et les étrangers, le Médecin Inspecteur, saisi de la contestation, prononce et a même le droit de suspension provisoire, sauf compte à rendre immédiatement au Préfet.

§ III.

Régime intérieur.

Un agent spécial présenté par la Commission administrative de l'Hospice de Pamiers et nommé par le Préfet, tient, sous la direction du Médecin Inspecteur, un registre public où sont inscrits les noms des personnes qui veulent se baigner, le numéro du bain dont elles désirent faire usage, et l'heure qui est prescrite pour se baigner. Ce registre, côté et paraphé par le Préfet, lui sera représenté ainsi qu'au Médecin Inspecteur, toutes les fois qu'ils le demanderont.

L'ancienneté de l'inscription règle la distribution des bains par heure et par numéro.

L'usage des eaux n'est subordonné à la production d'aucune permission ni d'aucune ordonnance de Médecin.

Le Médecin Inspecteur est seul chargé de désigner aux malades l'heure et le numéro de leurs bains. Ce numéro et cette heure sont inscrits à côté du nom du malade sur un tableau placé dans le lieu le plus apparent de l'Établissement, afin que chacun puisse avoir connaissance des heures vacantes.

Il est délivré par le Médecin Inspecteur, à chaque

malade, une carte conforme à son inscription au tableau.

Il n'est rien dû à l'Inspecteur pour la délivrance de cette carte.

Le prix des bains s'acquitte d'avance entre les mains de l'agent spécial sur le vu de la carte délivrée par l'Inspecteur. Ce prix ne comprend pas la fourniture du linge, ni les étrennes des baigneurs ou baigneuses. Il est remis en échange autant de cachets que de bains payés et, à chaque bain pris, un de ces cachets est remis au baigneur qui en rend compte à l'agent spécial.

Si, par quelque circonstance imprévue, tous les bains ne pouvaient être pris, le prix de ces bains est remboursé sur la remise des cachets non employés. Il est expressément défendu aux baigneurs et baigneuses de fournir des bains à toute personne qui ne représente pas la carte ci-dessus, signée par l'Inspecteur. Ils demeurent, chacun dans leur quartier, responsables de toute infraction à cette défense.

Les malades inscrits peuvent échanger entre eux l'heure de leur bain, *avec l'autorisation de l'Inspecteur*, pourvu qu'il n'en résulte aucun inconvénient pour le service des bains, ni aucune atteinte aux droits d'autres baigneurs premiers inscrits.

Celui qui manque son bain, est tenu de le payer, s'il n'en a prévenu l'Inspecteur dès la veille pour le matin, et dès le matin pour le soir.

Hors le cas de maladie, celui qui passe trois jours sans se baigner, perd son heure, et il doit en demander une libre, lorsqu'il veut se baigner de nouveau.

Celui qu'un cas de maladie oblige à interrompre ses bains, en préviendra l'Inspecteur, et si la maladie ne dure pas plus de trois jours, il conserve son heure, mais pendant l'interruption, cette heure est à la disposition du Médecin.

Nul ne peut être contraint à recevoir un autre malade dans son bain pendant l'heure qui lui est assignée.

Pour que deux ou plusieurs personnes se baignent ensemble, elles doivent en être d'accord.

Mais, sous aucun prétexte, les personnes de sexe différent ne peuvent se baigner ensemble, à moins qu'à raison du jeune âge de l'une d'elles (7 ans et au-dessous) et de leur parenté, la décence et les bonnes mœurs le permettent.

Les personnes qui se baignent ensemble, doivent chacune, payer leur bain, à l'exception toutefois des enfants de 10 ans et au-dessous, qui ne pouvant, sans inconvénient, se baigner seuls, sont autorisés à partager, sans augmentation de prix, le bain de leur proche parent du même sexe.

Le baigneur chef, qui se tient toujours informé du départ des malades, en fait immédiatement son rapport à l'Inspecteur.

Les baigneurs et baigneuses de service ne peuvent s'éloigner, même pour un temps fort court, sans se faire remplacer par un de leurs camarades avec l'agrément de l'Inspecteur.

Il y a, dans chaque bain, et à portée de la baignoire, une sonnette en bon état.

Les fenêtres ouvertes sur la voie publique sont garnies de rideaux, toujours baissés pendant la durée des bains.

Sous aucun prétexte, les baigneurs ne peuvent faire le service dans le cabinet des femmes, et l'entrée des cabinets des hommes est interdite aux baigneuses.

Durée des Bains.

La durée des bains est d'une heure, y compris le temps nécessaire pour se déshabiller et pour se vêtir.

Celui qui se retarde, ne peut jouir que du reste

de l'heure qui lui est assignée. Le service est réglé par une pendule placée dans un lieu apparent de l'Établissement.

La levée du bain est annoncée, dix minutes à l'avance, par une cloche ou crécelle; l'entrée du bain est annoncée de même à l'heure exacte, par le baigneur chef.

La durée des douches et bains de vapeur est de 15 minutes, à moins de prescriptions contraires.

Les baigneurs sont tenus de veiller à ce que les malades évacuent les bains à l'heure prescrite pour que les autres malades n'éprouvent aucun retard.

Si un malade refuse de sortir de son cabinet de bain à l'heure prescrite, l'Inspecteur peut disposer de l'heure de ce malade qui perd son rang d'inscription.

§ IV.

Des Indigents.

Conformément à l'article 4 de l'arrêté du Gouvernement du 23 vendémiaire an VI, les militaires blessés au service de la patrie, et les indigents munis des certificats des autorités qui les ont adressés, reçoivent gratuitement les secours des bains d'Ussat.

Pour être admis, ces indigents doivent être

porteurs de certificats d'indigence, indiquant leur âge et leur signalement, et d'une ordonnance d'un Médecin ou officier de santé, le tout légalisé par le Sous-Préfet de l'arrondissement.

Ils ne peuvent se baigner qu'aux heures non occupées, qui leur sont assignées par le Médecin Inspecteur.

Les pauvres envoyés directement par la Commission administrative de l'Hospice de Pamiers, en exécution des obligations imposées par M. de Fraxine, continuent à être admis à jouir du bienfait des eaux; mais aussi aux heures assignées par l'Inspecteur de l'établissement.

Les indigents reçoivent gratuitement du Médecin Inspecteur et des employés et servants, les soins nécessaires.

§ V.

Tarif.

Le prix des bains est fixé conformément au Tarif suivant :

Du 1ᵉʳ octobre au 1ᵉʳ juin, pour toutes les rondes, à. . . . . 0 ᶠ 70 c.

DU 1ᵉʳ JUIN AU 1ᵉʳ OCTOBRE :

Rondes du matin.

1, 2, 3, 4, 5, 10 11 heures, à. . . 0 ᶠ 70 c.
6, 7, 8 et 9. . . . . . . heures. . . . . 0 ᶠ 90 c.

Rondes du soir.

1, 2, 6. 7, 8 et 11 heures, à. 0ᶠ 70

3, 4, 5, 9 et 10 heures. 0ᶠ 90

Le prix de la douche et du bain de vapeur, sans distinction d'heure, est fixé à 50 centimes.

Il est alloué aux baigneurs, en sus du prix ci-dessus fixé, dix centimes par bain, douche ou bain de vapeur. Il ne peut, sous aucun prétexte, être exigé aucun prix supérieur.

Linge.

Le linge fourni par les baigneurs, est payé comme suit :

Une serviette. . . . . 0ᶠ 05 c.

Un drap. . . . . 0ᶠ 10 c.

Un peignoir. . . . . 0ᶠ 15 c.

Un fond de bain. . . . . . 0ᶠ 20 c.

Porteurs.

Le prix du transport en chaises est fixé, pour chaque course, soit pour aller, soit pour le retour, savoir :

Pour les établissements situés sur la rive droite de l'Ariége. . . . . 0ᶠ 25 cent.

Pour les établissements situés sur la rive gauche, au-delà du pont. . . . . 0ᶠ 30 cent.

LÉGISLATION

EN VIGUEUR

RELATIVE A L'ADMINISTRATION ET A LA POLICE INTÉRIEURE

DES ÉTABLISSEMENTS

d'Eaux minérales naturelles.

RAPPORT A L'EMPEREUR.

SIRE,

La loi du 14 juillet 1856 sur la conservation et l'aménagement des sources d'eaux minérales, avait surtout en vue de protéger ces sources et les établissements qu'elles alimentent contre les entreprises illicites ou intéressées dont sur quelques points du territoire elles avaient été l'objet. Dans ce but, elle a posé en principe que lesdites sources pourraient être, après enquête, déclarées d'intérêt public, et qu'il pourrait leur être assigné un périmètre, toujours susceptible d'agrandissement, dans lequel aucun sondage, aucun travail souterrain, et quelquefois même aucune fouille ou tranchée, ou autres travaux à ciel ouvert ne pourraient être exécutés sans autorisation : elle a d'ailleurs délégué à un règlement d'administration publique le soin de déterminer la forme et les conditions de la déclaration d'intérêt public, de la fixation du périmètre de protection et de l'autorisation des travaux à exécuter dans ce périmètre: ce règlement a dû être préparé d'urgence; il a été dès le 8 novembre

1856 sanctionné par Votre Majesté, et il a reçu déjà de nombreuses et importantes applications.

Mais la loi du 14 juillet 1856 s'était proposé un autre objet : du moment surtout qu'elle imposait à la propriété privée, dans l'intérêt des établissements d'eaux minérales, de nouvelles servitudes, elle devait vouloir que ces établissements eux-mêmes répondissent mieux que par le passé aux exigences de la santé publique ; il fallait les soumettre à une surveillance plus exacte et surtout plus uniforme ; il fallait que, soit pour la conservation des sources, soit pour leur application thérapeutique, les délégués de l'autorité publique eussent un droit d'inspection mieux défini ; il fallait enfin que ces délégués, que les Médecins Inspecteurs principalement ne fussent plus, comme ils le sont encore aujourd'hui sur plusieurs points, rétribués directement par les propriétaires des établissements thermaux. Aussi la loi a-t-elle sagement disposé, dans son article 18, que la somme nécessaire pour couvrir les frais d'inspection médicale et de surveillance des établissements d'eaux minérales autorisés serait perçue sur l'ensemble de ces établissements ; que le montant en serait déterminé tous les ans par la loi de finances ; que la répartition en serait faite entre les établissements au prorata de leurs ressources, et que le recouvrement s'en opérerait, comme en matière de contributions directes, sur les propriétaires, régisseurs ou fermiers des établissements.

Elle a laissé d'ailleurs à des règlements d'administration publique, par son article 19, à déterminer l'organisation de l'inspection médicale et de la surveillance des sources et des établissements, les bases et le mode de la répartition des frais de l'inspection médicale et de la surveillance, et les conditions générales d'ordre, de police et de salubrité auxquelles tous les établissements doivent satisfaire.

A raison de l'importance des questions à résoudre, j'ai chargé une commission spéciale prise dans le sein du Comité consultatif d'hygiène publique, de préparer le projet du règlement prévu par l'article ci-dessus rappelé. Le travail de cette commission a été soumis ensuite à l'examen du conseil d'État, et ce conseil vient, par une délibération récente, d'adopter le projet que j'ai l'honneur de placer sous les yeux de Votre Majesté.

Ce projet se divise en titres correspondant aux divers ordres d'idées qu'il devait embrasser :

Le premier traite de l'inspection médicale et de la surveillance des sources et des établissements d'eaux minérales ;

Le second indique les conditions générales d'ordre, de police et de salubrité auxquelles les établissements d'eaux minérales naturelles doivent satisfaire ;

Le troisième détermine les bases et le mode de répartition des frais de l'Inspection et de la surveillance des établissements ;

Et le quatrième, enfin, énonce quelques dispositions générales et transitoires.

Je demande à Votre Majesté la permission de lui exposer brièvement les motifs des articles dont chacun des titres se compose.

Le titre premier ne fait que reproduire. en les améliorant toutefois sur quelques points, les dispositions de l'ordonnance du 18 juin 1823 qui régit aujourd'hui la matière.

En vertu de cette ordonnance. un médecin inspecteur doit être attaché aux établissements d'eaux minérales dont l'exploitation a été régulièrement autorisée; mais néanmoins un même inspecteur peut être chargé de la surveillance dans plusieurs établissements lorsque le service le permet.

Le projet actuel consacre le principe de l'inspection dans les mêmes termes que l'ordonnance de 1823, mais il dispose qu'à l'avenir, il n'y aura qu'un médecin inspecteur par localité, quel que soit le nombre des établissements que cette localité renferme, et il admet même que la même inspection pourra comprendre plusieurs localités dans sa circonscription lorsque le service le comportera.

Il est stipulé en outre que les établissements dont le revenu sera de moins de 1,500 francs n'auront pas d'inspecteur spécial, et qu'ils seront seulement soumis à des visites faites à divers intervalles par des inspecteurs que le ministre déléguera à cet effet.

Ces mesures paraissent suffisantes pour assurer l'efficacité du contrôle que l'administration doit exercer, dans l'intérêt de la santé publique, sur les établissements thermaux, et en même temps, elles réduisent, autant que possible, les frais de la surveillance, en n'attribuant d'inspecteurs spéciaux qu'aux établissements qui auront un revenu de quelque importance; et comme, en définitive, aux termes de loi, les frais de surveillance et de l'inspection doivent se répartir entre tous les établissements au prorata de leurs revenus, il convient de ne leur imposer que les dépenses absolument indispensables.

C'est d'après les mêmes considérations que le projet adoptant, comme les règlements en vigueur, la division des inspections médicales en trois classes, distingue les classes par le revenu des établissements compris par la même inspection. La première classe se compose des inspections où l'ensemble des établissements donne un revenu d'au moins 10,000 francs; la seconde, des inspections où ce revenu est de 5,000 à 10,000 francs, et enfin, la troisième, des inspections où ce revenu est de 1,500 à 5,000 francs. Aujourd'hui les classes sont réglées d'après le produit de la location des établissements. La première classe correspond à un produit d'au moins

3,000 francs ; la seconde classe correspond à un produit d'au moins 2,000 francs, et la troisième à un produit au-dessous de 2,000 francs.

Les traitements des médecins inspecteurs sont d'ailleurs maintenus par le projet au taux où ils sont dans l'état actuel de la législation, savoir : 1,000 francs pour la première classe, 800 francs pour la seconde, et pour la troisième 600 francs, mais d'une manière fixe, tandis que, d'après le règlement actuel, le traitement de la troisième classe est de la moitié du prix du bail sans pouvoir excéder 600 francs.

L'article 3 du projet, conforme encore sur ce point à l'ordonnance de 1823, donne au ministre, dans les attributions duquel sont placées les eaux minérales, le droit de nommer et de révoquer les médecins inspecteurs : ce droit appartient à MM. les préfets depuis le décret de décentralisation du 26 mars 1852, mais l'application du décret sur ce point a fait naître d'assez graves inconvénients.

La nomination des médecins inspecteurs ne se faisant plus qu'en dehors de toute vue d'ensemble, il devenait impossible à l'administration d'attacher à un établissement donné l'inspecteur qui, par ses antécédents, eût pu le mieux lui convenir, et en même temps de récompenser un inspecteur qui aurait rendu d'utiles services sur un établissement peu important, en le faisant passer à une résidence meilleure.

Il a paru, par ces motifs, que le retour à l'ancien état de choses était fondé en raison, et je dois ajouter qu'il est vivement désiré par la grande majorité du corps médical.

En vertu de l'article 3 de l'ordonnance de 1823, l'administration est autorisée, sur tous les points où elle le juge nécessaire, à nommer des inspecteurs adjoints, à l'effet de remplacer les inspecteurs titulaires en cas d'absence, de maladie ou de tout autre empêchement.

Le projet actuel maintient cette faculté; mais tandis qu'aujourd'hui le règlement est appliqué en ce sens que la présence des titulaires, même lorsqu'ils ne peuvent satisfaire à toutes les obligations du service, ne permet pas d'en confier une partie aux adjoints, il est au contraire formellement entendu qu'à l'avenir l'impossibilité par le titulaire de pourvoir à toutes les nécessités de l'inspection sera considérée comme un motif d'empêchement, que le service pourra dans ce cas être réparti entre l'inspecteur et l'inspecteur adjoint, et le règlement stipule pour ce même cas l'allocation à l'adjoint d'une indemnité prise sur le traitement de l'inspecteur.

Les articles 9, 10 et 11 du titre 1er définissent les obligations à remplir par les médecins inspecteurs; ils n'innovent point sous ce rapport aux prescriptions des règlements actuels et je n'ai pas dès lors à m'y arrêter.

L'article 12, au contraire, édicte une disposition nouvelle, mais qui, pour n'être pas écrite, n'en était pas moins moralement obligatoire : elle porte que les médecins inspecteurs ou inspecteurs adjoints ne peuvent être intéressés dans aucun des établissements qu'ils sont chargés d'inspecter. La première condition pour celui qui est chargé d'un contrôle quelconque, c'est de n'avoir aucun intérêt commun avec celui qu'il est chargé de contrôler. L'administration n'a jamais pu supposer que cette condition fût méconnue par aucun de ceux qu'elle faisait entrer dans le service de l'inspection médicale, mais il ne peut néanmoins qu'être très-utile de la formuler explicitement dans le règlement.

L'article 13 consacre également une mesure appliquée déjà depuis plusieurs années, qui est d'ailleurs écrite dans la loi de 1856, et qui consiste à confier aux ingénieurs des mines des départements la surveillance des sources qui alimentent les établissements thermaux.

A raison de leurs études spéciales, ces ingénieurs sont plus que tous autres à même d'étudier et de déterminer les rapports qui existent entre les sources et les terrains d'où elles sortent, de veiller par là même à leur conservation et à leur bon aménagement : le règlement d'administration publique du 8 septembre 1856 leur confie d'ailleurs, pour ce qui touche les sources d'intérêt public, des attributions qu'ils ne peuvent bien remplir qu'en visitant de temps à autre les établissements placés dans leur circonscription. Lorsque l'administration le jugera nécessaire, ils se transporteront sur tel ou tel de ces établissements, et pour réduire le plus possible les frais qui devront en résulter pour les propriétaires, les visites qu'ils auront à faire sur lesdits établissements seront combinées en général avec leurs tournées annuelles.

Le titre II, qui règle les conditions d'ordre, de police et de salubrité auxquelles les établissements d'eaux minérales naturelles devront satisfaire, se borne pour ainsi dire à reproduire, sauf quelques changements de rédaction destinés à les rendre plus précises, les dispositions actuellement en vigueur. Ainsi des règlements arrêtés par le préfet, les propriétaires, régisseurs ou fermiers préalablement entendus, déterminent les conditions relatives à l'usage des eaux qui intéressent le public.

Ces règlements restent affichés dans l'intérieur des établissements, et sont obligatoires pour les propriétaires et pour leurs employés, aussi bien que pour le public.

Les tarifs détaillés des prix des eaux sont chaque année, avant l'ouverture de la saison thermale, envoyés aux préfets par les propriétaires, fermiers ou régisseurs : il ne peut y être apporté aucun changement pendant la saison, et il ne peut, sous aucun prétexte, être rien exigé ni perçu en sus ni en dehors du tarif pour l'emploi des eaux.

Le tarif ainsi fixé reste constamment affiché à la porte principale et dans l'intérieur de l'établissement.

Enfin, à l'issue de chaque saison, l'état du nombre des personnes qui ont fréquenté l'établissement est remis au médecin inspecteur, à son défaut au préfet, et transmis ensuite au ministre.

Ces diverses dispositions s'expliquent par leur simple énoncé : elles sont indispensables pour assurer l'ordre dans les établissements, y prévenir les abus et permettre à l'administration de se rendre compte des résultats qu'ils produisent au point de vue de la santé publique; je n'ai pas besoin d'y insister, et elles sont d'ailleurs, je l'ai dit déjà, conformes à celles qui régissent aujourd'hui les établissements thermaux.

Toutefois, le titre II contient une clause nouvelle qui doit être spécialement signalée à l'attention de Votre Majesté : c'est celle de l'article 15 d'après laquelle l'usage des eaux n'est subordonné à aucune ordonnance de médecin.

Si l'on considère que les eaux minérales sont jusqu'à un certain point de véritables remèdes dont l'emploi intempestif peut avoir dans certains cas de regrettables conséquences, on sera porté à se demander pourquoi l'usage en serait plus libre que celui des remèdes qui en général ne sont délivrés que sur une ordonnance du médecin. Mais il a paru, d'un autre côté, qu'il ne serait véritablemennt pas possible d'astreindre à la production d'une ordonnance médicale toutes les personnes qui se présentent à un établissement thermal pour y prendre les eaux. Combien de touristes qui, chaque année, s'arrêtent quelques jours seulement dans une localité où il y a des eaux minérales, et qui, pendant leur séjour, prennent quelques bains ou boivent quelques verres d'eau sans qu'il puisse en résulter pour leur santé aucun inconvénient! Conviendra-t-il de leur imposer l'obligation d'une ordonnance de médecin?

A supposer même que la prescription soit écrite, comment en assurer l'exécution? Comment constater que l'ordonnance représentée au directeur d'un établissement émane en réalité d'un médecin? Il faudra donc exiger des légalisations de signatures : que d'embarras, que de difficultés pour une précaution que toute personne raisonnable ne manquera certainement pas de prendre elle-même avant de faire usage de certaines eaux minérales dont l'emploi peut n'être pas inoffensif!

Ces considérations ont déterminé, dans le sein du conseil d'Etat, l'adoption de l'article 15, et elles me décident moi-même; Sire, à le soumettre à l'approbation de Votre Majesté.

Le titre III, qui a pour but de fixer la base et le mode de répartition des frais de l'inspection médicale et de la surveillance, me paraît répondre d'une manière aussi simple et aussi précise que possible à la pensée du législateur.

Que veut la loi? En premier lieu, qu'à l'avenir les traitements des médecins inspecteurs et les frais de toute nature résultant de la surveillance à exercer par l'administration publique ne soient plus, comme aujourd'hui, dans un grand nombre de ces cas, payés directement aux ayants droit par les propriétaires, régisseurs ou fermiers des établissements, mais qu'ils soient centralisés au Trésor, qui payera lui-même les traitements des inspecteurs et tous autres frais, comme il le fait pour tous les services publics, sauf recouvrement contre les établissements eux-mêmes.

A cet effet, un crédit égal aux dépenses probables de l'année sera inscrit par prévision au budget de l'Etat, et une somme égale sera inscrite au budget des recettes.

Que dit encore la loi du 14 juillet 1856? Que les frais de l'inspection et de la surveillance seront répartis entre les établissements au prorata de leurs ressources : il faut donc, d'une part. que les propriétaires, régisseurs ou fermiers des établissements fournissent chaque année l'état de leurs produits et de leurs dépenses (article 24);

Il faut aussi déterminer quels sont les produits. quels sont les frais dont ils devront tenir compte pour être à même d'en déduire le revenu de chaque établissement. Ces divers points sont réglés par les articles 25 à 28, et les stipulations qu'ils renferment ne me paraissent pouvoir donner lieu à aucune difficulté.

Mais les états de produits et de dépenses ainsi dressés par les propriétaires, régisseurs ou fermiers des établissements, l'administration ne peut évidemment les admettre sans les avoir préalablement examinés et contrôlés : cet examen et ce contrôle seront confiés en première instance à des commissions locales, présidées par le préfet et composées d'un membre du conseil général ou du conseil d'arrondissement, du directeur des contributions directes, de l'ingénieur des mines et du médecin inspecteur; puis, comme il s'agit en définitive d'une répartition proportionnelle entre tous les établissements de l'Empire, le travail de révision au second degré se fera par les soins d'une commission centrale que le ministre instituera, et dont les membres seront pris dans le conseil d'Etat, la cour des comptes, le conseil général des mines, le comité consultatif d'hygiène publique et l'administration des finances; un certain nombre d'auditeurs au conseil d'Etat seront attachés à cette commission en raison des besoins du service, et, ainsi composée, ladite commission offre certainement aux intéressés toutes les garanties de lumière et d'impartialité qu'ils peuvent désirer.

Enfin, sur le rapport de la commission, le ministre détermine par un arrêté le revenu des divers établissements et répartit entre eux au prorata dudit revenu le montant total des frais de l'inspection et de la surveillance ; mais, dans le cas où les propriétaires, régisseurs ou fermiers se croiront lésés par la décision du ministre, ils ne sont pas tenus de s'y soumettre ; le recours leur est ouvert devant le conseil d'Etat jugeant au contentieux, et ils sont ainsi parfaitement assurés qu'en définitive ils ne seront assujettis à payer que ce qui doit légitimement leur incomber.

Je n'ai pas besoin d'ailleurs d'insister sur la disposition de l'article 32 qui rappelle que c'est au ministre des finances qu'il appartiendra de recouvrer les sommes pour lesquelles chaque établissement sera imposé. Cette règle est générale pour tous les recouvrements à opérer dans l'intérêt du Trésor, et dans l'espèce elle devait nécessairement recevoir son application.

Ainsi que je l'ai dit, Sire, dans le cours du présent rapport, le projet de décret que je soumets à la signature de Votre Majesté reproduit au fond la plupart des dispositions de l'ordonnance du 18 juin 1823 ; il n'y avait donc aucun inconvénient à prononcer l'annulation de ces dernières, mais il y en a un assez grand nombre d'autres qui ne sont pas touchées par le projet et à l'égard desquelles il convient de déclarer explicitement qu'elles continueront de recevoir leur exécution : tel est l'objet de l'article 34.

L'article 35 a pour but de pourvoir également à la classification provisoire des établissements en raison de leur revenu ; cette classification s'opérera d'après le revenu de l'année 1860, pour rester en vigueur jusqu'à la fin de l'année 1865, et elle sera révisée ensuite tous les cinq ans conformément à l'article 6 du projet.

Tels sont, Sire, les motifs principaux des dispositions dont se compose le projet de règlement pour lequel je viens réclamer la sanction de Votre Majesté. Ce règlement doit améliorer notablement l'un des services qui importent le plus à la santé publique ; il doit par là même contribuer à étendre la clientèle de nos établissements thermaux, et par suite à favoriser le développement de la richesse du pays. A ce titre, il ne peut manquer de recevoir la haute approbation de Votre Majesté.

J'ai l'honneur d'être avec respect,

Sire,

De Votre Majesté

Le très-humble, très-obéissant serviteur et fidèle sujet,

Le ministre secrétaire d'État
au département de l'agriculture, du commerce
et des travaux publics,

E. ROUHER.

DÉCRET IMPÉRIAL

DU 28 JANVIER 1860

sur l'organisation de l'inspection médicale

ET DE LA SURVEILLANCE

DES ÉTABLISSEMENTS D'EAUX MINÉRALES NATURELLES.

NAPOLÉON, par la grâce de Dieu, etc.

Sur le rapport de notre ministre secrétaire d'État au département de l'agriculture, du commerce et des travaux publics, etc., etc.;

Notre conseil d'État entendu,

Avons décrété et décrétons ce qui suit :

TITRE Ier.

Dispositions concernant l'inspection médicale et la surveillance des sources et des Établissements d'Eaux minérales naturelles.

Art. 1er. Un médecin inspecteur est attaché à toute localité comprenant un ou plusieurs établissements d'eaux minérales naturelles dont l'exploitation est reconnue comme devant donner lieu à une surveillance spéciale, sous la réserve mentionnée en l'art. 5 ci-après.

Une même inspection peut comprendre plusieurs localités dans sa circonscription, lorsque le service le comporte.

Art. 2. Dans le cas où les nécessités du service l'exigent, un ou plusieurs médecins peuvent être adjoints au médecin inspecteur, sous le titre d'inspecteurs adjoints, à l'effet de remplacer le titulaire en cas d'absence, de maladie ou de tout autre empêchement.

Art. 3. Le ministre de l'agriculture, du commerce et des travaux publics nomme et révoque les médecins inspecteurs et les médecins inspecteurs adjoints.

Art. 4. Les inspections médicales sont divisées en trois classes, suivant le revenu de l'ensemble des établissements qui sont compris dans la localité ou la circonscription. La première classe se compose des inspections où l'ensemble des établissements donne un revenu de 10,000 francs; la seconde, des inspections où ce revenu est de 5,000 à 10,000 fr.: la troisième, des inspections où ce même revenu est de 1,500 à 5,000 fr.

Art. 5. Au-dessous d'un revenu de 1,500 fr., il n'y a pas d'inspecteur spécialement attaché à la localité, et l'inspection médicale consiste dans des visites faites par des inspecteurs envoyés en tournée par le ministre de l'agriculture, du commerce et des travaux publics, lorsqu'il le juge convenable.

Art. 6. Le tableau de classement des inspections médicales est arrêté par le ministre. Il est révisé tous les cinq ans, sans préjudice du classement des établissements nouveaux qui seraient ouverts dans l'intervalle.

La base du classement est la moyenne des revenus des cinq dernières années, calculés comme il est dit à l'article 28 ci-après.

Art. 7. Les traitements affectés aux médecins inspecteurs sont réglés ainsi qu'il suit :

Dans les inspections de

$$1^{re} \text{ classe. . . . . . } 1,000 \text{ fr.}$$
$$2^{e} \text{ classe. . . . . . } 800 \text{ fr.}$$
$$3^{e} \text{ classe. . . . . . } 600 \text{ fr.}$$

. Art. 8. Les inspecteurs adjoints ne reçoivent pas de traitement, sauf le cas où ils auraient remplacé le médecin inspecteur pendant une partie notable de la saison, et, dans ce cas, il leur est alloué une indemnité prise sur le traitement de l'inspecteur, et fixée par le ministre de l'agriculture, du commerce et des travaux publics.

Art. 9. Pendant la saison des eaux, le médecin inspecteur exerce la surveillance sur toutes les parties de l'établissement affectées à l'administration des eaux et au traitement des malades, ainsi que sur l'exécution des dispositions qui s'y rapportent.

Les dispositions du paragraphe précédent ne peuvent être entendues de manière à restreindre la liberté qu'ont les malades de suivre la prescription de leur propre médecin, ou d'être accompagnés par lui s'ils le demandent, sans préjudice du libre usage des eaux réservé par l'article 15.

Art. 10. Les inspecteurs ne peuvent rien exiger des malades dont ils ne dirigent pas le traitement, ou auxquels ils ne donnent pas de soins particuliers.

Art. 11. Ils soignent gratuitement les indigents admis à faire usage des eaux minérales, à moins que ces malades ne soient placés dans des maisons hospitalières où il serait pourvu à leur traitement par les autorités locales.

Art. 12. Les médecins inspecteurs ou inspecteurs adjoints ne peuvent être intéressés dans aucun des établissements qu'ils sont chargés d'inspecter.

Art. 13. Lorsque les besoins du service l'exigent, l'administration fait visiter par les ingénieurs des mines les établissements thermaux de leur circonscription.

Les frais de visites spéciales faites par les ingénieurs des mines, en dehors de leurs tournées régulières, sont imputés sur la somme annuelle fournie par les établissements d'eaux minérales, conformément à l'article 18 de la loi du 14 juillet 1856.

Art. 14. Le médecin inspecteur et l'ingénieur des mines informent le préfet des contraventions et des infractions aux règlements sur les eaux minérales qui viennent à leur connaissance. Ils proposent, chacun en ce qui le concerne, les mesures dont la nécessité leur est démontrée.

TITRE II.

Des conditions générales d'ordre, de police et de salubrité auxquelles les établissements d'eaux minérales naturelles doivent satisfaire.

Art. 15. L'usage des eaux n'est subordonné à aucune permission, ni à aucune ordonnance de médecin.

Art. 16. **Dans** tous les cas où les besoins du service l'exigent, des règlements, arrêtés par le préfet, les propriétaires, régisseurs ou fermiers préalablement entendus, déterminent les mesures qui ont pour objet :

La salubrité des cabinets, bains, douches, piscines, et, en général, de tous les locaux affectés à l'administration des eaux :

Le libre usage des eaux ;

L'exclusion de toute préférence dans les heures, pour les bains et douches ;

L'égalité des prix, sauf les réductions qui peuvent être accordées aux indigents ;

La protection particulière due aux malades ;

Les mesures d'ordre et de police à observer par le public, soit à l'intérieur, soit aux abords ;

La séparation des sexes.

Art. 17. Ces règlements restent affichés dans l'intérieur de l'établissement et sont obligatoires pour les personnes qui le fréquentent, aussi bien que pour les propriétaires, régisseurs ou fermiers, et pour les employés du service.

Les inspecteurs ont le droit de requérir, sauf recours au préfet, le renvoi des employés qui refuseraient de se conformer aux règlements.

Art. 18. Un mois avant l'ouverture de chaque saison, les propriétaires, régisseurs ou fermiers des établissements d'eaux minérales envoient aux préfets le tarif détaillé des prix correspondant aux modes divers suivant lesquels les eaux sont administrées et des accessoires qui en dépendent.

Il ne peut y être apporté aucun changement pendant la saison.

Sous aucun prétexte, il n'est exigé ni perçu aucun prix supérieur au tarif, ni aucune somme en dehors du tarif pour l'emploi des eaux.

Art. 19. Le tarif prévu à l'article précédent est constamment affiché à la porte principale et dans l'intérieur de l'établissement.

Art. 20. A l'issue de la saison des eaux, le propriétaire, régisseur ou fermier de chaque établissement d'eaux minérales remet au médecin inspecteur, et, à son défaut, au préfet, un état portant le nombre des personnes qui ont fréquenté l'établissement. Cet état est envoyé, avec les observations du médecin inspecteur, au ministre de l'agriculture, du commerce et des travaux publics.

Art. 21. Les propriétaires, régisseurs ou fermiers sont tenus de donner le libre accès des établissements et des sources à tous les fonctionnaires délégués par le ministre; ils leur fournissent les renseignements nécessaires à l'accomplissement de la mission qui leur est confiée.

TITRE III.

Des bases et du mode de répartition des frais de l'inspection médicale et de la surveillance des établissements d'eaux minérales naturelles.

Art. 22. Tous les ans, il est inscrit au budget du ministère de l'agriculture, du commerce et des travaux publics une somme égale au montant total des traitements des inspecteurs attachés aux différentes localités d'eaux minérales; il y est ajouté une somme qui n'excède pas dix pour cent de ce montant, afin de couvrir les frais généraux d'inspection et de surveillance.

Une somme égale est inscrite au budget des recettes.

Art. 23. La répartition entre les établissements de la somme portée au budget, et le recouvrement, ont lieu suivant les bases et conformément au mode qui sont indiqués dans les articles ci-après :

Art. 24. A la fin de chaque année, les propriétaires, régisseurs ou fermiers des établissements d'eaux minérales adressent au préfet les états des produits et des dépenses de leurs établissements pendant l'année.

Art. 25. L'état des produits comprend les revenus afférents aux bains, douches, piscines, buvettes, et à tout autre mode quelconque d'administration des eaux, ainsi qu'à la vente des eaux en bouteilles, cruchons ou tonneaux.

Art. 26. L'état des dépenses comprend :

Les frais encourus pour la réparation des appareils et constructions servant à l'aménagement des sources, la distribution et l'administration des eaux, le salaire des employés, l'entretien des bâtiments et de leurs abords, ainsi que celui du matériel, le montant des contributions dues à l'État, au département ou à la commune, et généralement tous les frais courants d'exploitation.

Art. 27. Ne sont pas admises en compte les dépenses extraordinaires et notamment les sommes dépensées pour grosses réparations, constructions nouvelles, travaux de recherche ou de captage, acquisitions de terrain, ainsi que les indemnités que ces constructions et travaux de recherche ou de captage ont pu comporter.

Art. 28. Le revenu qui sert de base à la répartition de la somme totale à payer par les établissements d'eaux minérales est l'excédant des produits sur les dépenses ordinaires, tels que les uns et les autres sont prévus aux articles 25 et 26.

Art. 29. Les états de produits et de dépenses sont communiqués par le préfet à une commission présidée par lui ou par son délégué, et qui est composée d'un membre du conseil général ou du conseil d'arrondissement, du directeur des contributions directes, de l'ingénieur des mines et du médecin inspecteur de l'établissement.

Dans le cas où les propriétaires, régisseurs ou fermiers n'auraient pas adressé, le 31 janvier, au préfet, conformément à l'article 24 ci-dessus, les états des produits et des dépenses de leurs établissements, la commission procède d'office à leur égard.

Art. 30. L'avis de cette commission est, avec les pièces à l'appui, soumis à l'examen d'une commission centrale nommée par le ministre et composée de cinq membres choisis dans le conseil d'État, la cour des comptes, le conseil général des mines, le comité consultatif d'hygiène publique et l'administration des finances, et, en outre, du nombre d'auditeurs au conseil d'État qui sera reconnu nécessaire.

Les auditeurs remplissent les fonctions de secrétaires et de rapporteurs ; ils ont voix délibérative dans les affaires qu'ils sont chargés de rapporter.

Art. 31. Sur le rapport de la commission instituée en vertu de l'article précédent, un arrêté du ministre détermine le revenu des divers établissements, et répartit entre eux, au prorata dudit revenu, le montant total des frais de l'inspection médicale et de la surveillance, tels qu'ils sont indiqués à l'article 22 ci-dessus.

Art. 32. L'arrêté du ministre est notifié par voie administrative au propriétaire, fermier ou régisseur de chaque établissement ; il est transmis au ministre des finances qui est chargé de poursuivre le recouvrement des sommes pour lesquelles chacun desdits établissements est imposé.

Art. 33. L'arrêté du ministre peut être déféré au conseil d'État par la voie contentieuse.

TITRE IV.

Dispositions générales et transitoires.

Art. 34. Les dispositions de l'ordonnance royale du 18 juin 1823, qui ne sont pas contraires à celles du présent règlement, continuent de recevoir leur pleine et entière exécution.

Art. 35. Le classement prévu par l'article 4 aura lieu, pour la première fois, conformément au revenu des établissements compris dans chaque inspection, tel qu'il aura été établi pour l'année 1860, et ce classement continuera d'être en vigueur jusqu'au 31 décembre 1865.

Art. 36. Notre ministre secrétaire d'État au département de l'agriculture, du commerce et des travaux publics et notre ministre secrétaire d'État au département des finances sont chargés, chacun en ce qui le concerne, de l'exécution du présent décret.

Fait au palais des Tuileries, le 28 janvier 1860.

NAPOLÉON.

Par l'Empereur :

Le ministre secrétaire d'État au département
de l'agriculture, du commerce et des
travaux publics,

E. ROUHER.

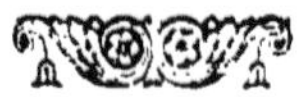

LOI DU 14 JUILLET 1856

SUR

**la conservation et l'aménagement des sources
d'eaux minérales.**

NAPOLÉON, par la grâce de Dieu, etc.

Avons sanctionné et sanctionnons, promulgué et promulguons ce qui suit :

LOI.

Le Corps législatif a adopté le projet de loi dont la teneur suit :

TITRE Ier.

De la déclaration d'intérêt public des sources, des servitudes et des droits qui en résultent.

Art. 1er. Les sources d'eaux minérales peuvent être déclarées d'intérêt public, après enquête, par un décret impérial délibéré en conseil d'État.

Art. 2. Un périmètre de protection peut être assigné par un décret rendu dans les formes établies en l'article précédent, à une source déclarée d'intérêt public.

Ce périmètre peut être modifié si de nouvelles circonstances en font reconnaître la nécessité.

Art. 3. Aucun sondage, aucun travail souterrain ne peut être pratiqué dans le périmètre de protection d'une source minérale déclarée d'intérêt public, sans autorisation préalable.

A l'égard des fouilles, tranchées pour extraction de matériaux ou pour un autre objet, fondation de maisons, caves ou autres travaux à ciel ouvert, le décret qui fixe le périmètre de protection peut exceptionnellement imposer aux propriétaires l'obligation de

11

faire, au moins un mois à l'avance, une déclaration au préfet, qui en délivre récépissé.

Art. 4. Les travaux énoncés dans l'article précédent, et entrepris, soit en vertu d'une autorisation régulière, soit après une déclaration préalable, peuvent, sur la demande du propriétaire de la source, être interdits par le préfet si leur résultat constaté est d'altérer ou de diminuer la source. Le propriétaire du terrain est préalablement entendu.

L'arrêté du préfet est exécutoire par provision, sauf recours au conseil de préfecture et au conseil d'État par la voie contentieuse.

Art. 5. Lorsque, à raison de sondages ou de travaux souterrains entrepris en dehors du périmètre, et jugés de nature à altérer ou diminuer une source minérale déclarée d'intérêt public, l'extension du périmètre paraît nécessaire, le préfet peut, sur la demande du propriétaire de la source, ordonner provisoirement la suspension des travaux.

Les travaux peuvent être repris, si, dans le délai de six mois, il n'a pas été statué sur l'extension du périmètre.

Art. 6. Les dispositions de l'article précédent s'appliquent à une source minérale déclarée d'intérêt public à laquelle aucun périmètre n'a été assigné.

Art. 7. Dans l'intérieur du périmètre de protection, le propriétaire d'une source déclarée d'intérêt public a le droit de faire, dans le terrain d'autrui, à l'exception des maisons d'habitation et des cours attenantes, tous les travaux de captage et d'aménagement nécessaires pour la conservation, la conduite et la distribution de cette source, lorsque ces travaux ont été autorisés par arrêté du ministre de l'agriculture, du commerce et des travaux publics.

Le propriétaire du terrain est entendu dans l'instruction.

Art. 8. Le propriétaire d'une source d'eau minérale déclarée d'intérêt public peut exécuter, sur son terrain, tous les travaux de captage et d'aménagement nécessaires pour la conservation, la conduite et la distribution de cette source, un mois après la communication faite de ses projets au préfet.

En cas d'opposition par le préfet, le propriétaire ne peut commencer ou continuer les travaux qu'après l'autorisation du ministre de l'agriculture, du commerce et des travaux publics.

A défaut de décision dans le délai de trois mois, le propriétaire peut exécuter les travaux.

Art. 9. L'occupation d'un terrain compris dans le périmètre de protection pour l'exécution des travaux par l'article 7 ne peut avoir lieu qu'en vertu d'un arrêté du préfet qui en fixe la durée.

Lorsque l'occupation d'un terrain compris dans le périmètre prive le propriétaire de la jouissance du revenu au-delà d'une année, ou lorsque après les travaux le terrain n'est plus propre à l'usage auquel il était employé, le propriétaire dudit terrain peut exiger du propriétaire de la source l'acquisition du terrain occupé ou dénaturé. Dans ce cas, l'indemnité est réglée suivant les formes prescrites par la loi du 3 mai 1841. Dans aucun cas l'expropriation ne peut être provoquée par le propriétaire de la source.

Art. 10. Les dommages dus par suite de suspension, interdiction ou destruction de travaux dans les cas prévus aux articles 4, 5 et 6, ainsi que ceux dus à raison de travaux exécutés en vertu des articles 7 et 9, sont à la charge du propriétaire de la source. L'indemnité est réglée à l'amiable ou par les tribunaux.

Dans les cas prévus par les articles 4, 5 et 6, l'indemnité due par le propriétaire de la source ne peut excéder le montant des pertes matérielles qu'a éprouvées le propriétaire du terrain et le prix des travaux devenus inutiles augmenté de la somme nécessaire pour le rétablissement des lieux dans leur état primitif.

Art. 11. Les décisions concernant l'exécution ou la destruction des travaux sur le terrain d'autrui, ne peuvent être exécutées qu'après le dépôt d'un cautionnement dont l'importance est fixée par le tribunal, et qui sert de garantie au payement de l'indemnité dans les cas énumérés en l'article précédent.

L'État, pour les sources dont il est propriétaire, est dispensé du cautionnement.

Art. 12. Si une source d'eau minérale, déclarée d'intérêt public, est exploitée d'une manière qui en compromette la conservation, ou si l'exploitation ne satisfait pas aux besoins de la santé publique, un décret impérial, délibéré en conseil d'État, peut autoriser l'expropriation de la source et de ses dépendances nécessaires à l'exploitation, dans les formes réglées par la loi du 3 mai 1841.

TITRE II.

Dispositions pénales.

Art. 13. L'exécution sans autorisation, ou sans déclaration préalable, dans le périmètre de protection, de l'un des travaux mentionnés dans l'article 3, la reprise des travaux interdits ou suspendus administrativement en vertu des articles 4, 5 et 6, est punie d'une amende de 50 fr. à 500 fr.

Art. 14. Les infractions aux règlements d'administration publique prévues au dernier paragraphe de l'article 19 de la présente loi, sont punies d'une amende de 16 fr. à 100 fr.

Art. 15. Les infractions prévues par la présente loi sont constatées concurremment par les officiers de police judiciaire, les ingénieurs des mines et les agents sous leurs ordres ayant droit de verbaliser.

Art. 16. Les procès-verbaux dressés en vertu des articles 13 et 14 sont visés pour timbre et enregistrés en débet.

Les procès-verbaux dressés par gardes-mines ou agents de surveillance assermentés doivent, à peine de nullité, être affirmés dans les trois jours devant le juge de paix ou le maire, soit du lieu du délit, soit de la résidence de l'agent.

Lesdits procès-verbaux font foi jusqu'à preuve contraire.

Art. 17. L'article 463 du code pénal est applicable aux condamnations prononcées en vertu de la présente loi.

TITRE III.

Dispositions générales et transitoires.

Art. 18. La somme nécessaire pour couvrir les frais d'inspection médicale et de surveillance des établissements d'eaux minérales autorisées, est perçue sur l'ensemble de ces établissements.

Le montant en est déterminé tous les ans par la loi des finances.

La répartition en est faite entre les établissements, au prorata de leurs revenus.

Le recouvrement a lieu, comme en matière de contributions directes, sur les propriétaires, régisseurs ou fermiers des établissements.

Art. 19. Des règlements d'administration publique déterminent les formes et les conditions de la déclaration d'intérêt public, de la fixation du périmètre de protection, de l'autorisation mentionnée à l'article 3, et de la constatation mentionnée à l'article 1;

L'organisation de l'inspection médicale et de la surveillance des sources et des établissements d'eaux minérales naturelles; les bases et le mode de la répartition énoncée à l'article 18;

Les conditions générales d'ordre de police et de salubrité aux-quelles tous les établissements d'eaux minérales naturelles doivent satisfaire.

Art. 20. L'article 9 de l'arrêté consulaire du 6 nivôse an XI est abrogé.

Sont également abrogées toutes dispositions des lois, décrets, ordonnances et règlements antérieurs qui seraient contraires aux dispositions de la présente loi.

Art. 21. Le décret du 8 mars 1848 continuera d'avoir son effet jusqu'au 1er janvier 1857, pour tous les établissements qui n'auraient pas été déclarés d'intérêt public avant cette époque.

ORDONNANCE DU ROI.

LOUIS, par la grâce de Dieu, Roi de France et de Navarre, etc.

Sur le rapport de notre ministre secrétaire d'État au département de l'intérieur, etc., etc.;

Notre conseil d'État entendu,

Nous avons ordonné et ordonnons ce qui suit :

TITRE Ier.

Dispositions générales.

Art. 1er. Toute entreprise ayant pour effet de livrer ou d'admi-nistrer au public des eaux minérales, naturelles ou artificielles, demeure soumise à une autorisation préalable et à l'inspection d'hommes de l'art, ainsi qu'il sera réglé ci-après.

Sont exceptés de ces conditions les débits desdites eaux qui ont lieu dans des pharmacies.

Art. 2. Les autorisations exigées par l'article précédent continueront à être délivrées par notre ministre secrétaire d'État de l'intérieur, sur l'avis des autorités locales, accompagné, pour les eaux minérales naturelles, de leur analyse, et pour les eaux minérales artificielles, des formules de leur préparation.

Elles ne pourront être révoquées qu'en cas de résistance aux règles prescrites par la présente ordonnance, ou d'abus qui seraient de nature à compromettre la santé publique.

Art. 3. L'inspection ordonnée par le même article 1er continuera à être confiée à des Docteurs en médecine ou en chirurgie; la nomination en sera faite par notre ministre secrétaire d'État de l'intérieur, de manière à ce qu'il n'y ait qu'un inspecteur par établissement, et à ce qu'un même inspecteur en inspecte plusieurs, lorsque le service le permettra.

Il pourra néanmoins, là où ce sera jugé nécessaire, être nommé des inspecteurs adjoints, à l'effet de remplacer les inspecteurs titulaires en cas d'absence, de maladie ou de tout autre empêchement.

Art. 4. L'inspection a pour objet tout ce qui, dans chaque établissement, importe à la santé publique.

Les inspecteurs font dans ce but aux propriétaires, régisseurs ou fermiers, les propositions et observations qu'ils jugent nécessaires; ils portent au besoin leurs plaintes à l'autorité, et sont tenus de lui signaler les abus venus à leur connaissance.

Art. 5. Ils veillent particulièrement à la conservation des sources, à leur amélioration; à ce que les eaux minérales artificielles soient toujours conformes aux formules approuvées, et à ce que les unes et les autres eaux ne soient ni falsifiées ni altérées. Lorsqu'ils s'aperçoivent qu'elles le sont, ils prennent ou requièrent les précautions nécessaires pour empêcher qu'elles ne puissent être livrées au public, et provoquent, s'il y a lieu, telles poursuites que de droit.

Art. 6. Ils surveillent, dans l'intérieur des établissements, la distribution des eaux, l'usage qui en est fait par les malades ; sans néanmoins pouvoir mettre obstacle à la liberté qu'ont ces derniers de suivre les prescriptions de leurs propres médecins ou chirurgiens, et même d'être accompagnés par eux, s'ils le demandent.

Art. 7. Les traitements des inspecteurs étant une charge des établissements inspectés, les propriétaires, régisseurs ou fermiers seront nécessairement entendus pour leur fixation, laquelle continuera à être faite par les préfets, et confirmée par notre ministre secrétaire d'État de l'intérieur.

Il n'est point dû de traitement aux inspecteurs adjoints.

Art. 8. Partout où l'affluence du public l'exigera, les préfets, après avoir entendu les propriétaires et les inspecteurs, feront des règlements particuliers qui auront en vue l'ordre intérieur, la salubrité des eaux, leur libre usage, l'exclusion de toute préférence dans les heures à assigner aux malades pour les bains ou douches, et la protection particulière due à ces derniers dans tout établissement placé sous la surveillance spéciale de l'autorité.

Lorsque l'établissement appartiendra à l'État, à un département, une commune, ou une institution charitable, le règlement aura aussi en vue les autres branches de son Administration.

Art. 9. Les règlements prescrits par l'article précédent seront transmis à notre ministre secrétaire d'État de l'intérieur, qui pourra y faire telles modifications qu'il jugera nécessaires.

Ils resteront affichés dans les établissements, et seront obligatoires pour les personnes qui les fréquenteront, comme pour les individus attachés à leur service. Les inspecteurs pourront requérir le renvoi de ceux de ces derniers qui refuseraient de s'y conformer.

Art. 10. Resteront pareillement affichés dans ces établissements et dans tous les bureaux destinés à la vente d'eaux minérales, les tarifs ordonnés par l'article 10 de l'arrêté du Gouvernement du 27 décembre 1802.

Lorsque ces tarifs concerneront des entreprises particulières, l'approbation des préfets ne pourra porter aucune modification dans les prix, et servira seulement à les constater.

Art. 11. Il ne sera, sous aucun prétexte, exigé ni perçu des prix supérieurs à ces tarifs.

Les inspecteurs ne pourront également rien exiger des malades dont ils ne dirigeront pas le traitement, ou auxquels ils ne donneront pas des soins particuliers.

Ils continueront à soigner gratuitement les indigents admis dans les hospices dépendants des établissements thermaux, et seront tenus de les visiter au moins une fois par jour.

Art. 12. Les divers inspecteurs rempliront et adresseront chaque année à notre ministre de l'intérieur des tableaux dont il sera fourni des modèles ; ils y joindront les observations qu'ils auront recueillies, et les Mémoires qu'ils auront rédigés sur la nature, la composition et l'efficacité des eaux, ainsi que sur le mode de leur application.

TITRE II.

Dispositions particulières à la fabrication des eaux minérales artificielles, aux dépôts et à la vente de ces eaux et des eaux minérales naturelles.

Art. 13. Tous individus fabricant des eaux minérales artificielles ne pourront obtenir ou conserver l'autorisation exigée par l'art. 1er, qu'à la condition de se soumettre aux dispositions qui les concernent dans la présente ordonnance; de subvenir aux frais d'inspection; de justifier des connaissances nécessaires pour de telles entreprises, ou de présenter pour garant un pharmacien légalement reçu.

Art. 14. Ils ne pourront s'écarter dans leurs préparations des formules approuvées par notre ministre secrétaire d'État de l'intérieur, et dont copie restera dans les mains des inspecteurs chargés de veiller à ce qu'elles soient exactement suivies.

Ils auront néanmoins, pour des cas particuliers, la faculté d'exécuter des formules magistrales sur la prescription écrite et signée d'un docteur en médecine ou en chirurgie.

Ces prescriptions seront conservées pour être représentées à l'inspecteur, s'il le requiert.

Art. 15. Les autorisations nécessaires pour tous dépôts d'eaux minérales naturelles ou artificielles, ailleurs que dans des pharmacies ou dans des lieux où elles sont puisées ou fabriquées, ne seront pareillement accordées qu'à la condition expresse de se soumettre aux présentes règles et de subvenir aux frais d'inspection.

Il n'est néanmoins rien innové à la faculté que les précédents règlements donnent à tout particulier de faire venir des eaux minérales pour son usage et pour celui de sa famille.

Art. 16. Il ne peut être fait d'expédition d'eaux minérales naturelles hors de la commune où elles sont puisées, que sous la surveillance de l'inspecteur; les envois doivent être accompagnés d'un certificat d'origine par lui délivré, constatant les quantités expédiées, la date de l'expédition, et la manière dont les vases ou bouteilles ont été scellés au moment même où l'eau a été puisée à la source.

Les expéditions d'eaux minérales artificielles seront pareillement surveillées par l'inspecteur, et accompagnées d'un certificat d'origine délivré par lui.

Art. 17. Lors de l'arrivée desdites eaux aux lieux de leur destination, ailleurs que dans des pharmacies ou chez des particuliers, les vérifications nécessaires pour s'assurer que les précautions prescrites ont été observées, et qu'elles peuvent être livrées au public, seront faites par les inspecteurs. Les caisses ne seront ouvertes qu'en leur présence, et les débitants devront tenir registre des quantités reçues, ainsi que des ventes.

Art. 18. Là où il n'aura point été nommé d'inspecteur, tous établissements d'eaux minérales naturelles ou artificielles seront soumis aux visites ordonnées par les articles 29, 30 et 31 de la loi du 11 avril 1803 (22 germinal an 11).

TITRE III.

De l'administration des Sources minérales appartenant à l'État, aux Communes ou aux Établissements charitables.

Art. 19. Les établissements d'eaux minérales qui appartiennent à des départements, à des communes ou à des institutions charitables, seront gérés pour leur compte. Toutefois les produits ne seront point confondus avec leurs autres revenus, et continueront à être spécialement employés aux dépenses ordinaires et extraordinaires desdits établissements, sauf les excédants disponibles après qu'il aura été satisfait à ces dépenses.

Les budgets et les comptes seront aussi présentés et arrêtés séparément, conformément aux règles prescrites pour ces trois ordres de services publics.

Art. 20. Ceux qui appartiennent à l'État continueront à être administrés par les préfets, sous l'autorité de notre ministre secrétaire d'État de l'intérieur, qui en arrêtera les budgets et les comptes, et fera imprimer tous les ans, pour être distribué aux Chambres, un tableau général et sommaire de leurs recettes et de leurs dépenses; sera aussi imprimé à la suite dudit tableau, le compte sommaire des subventions portées au budget de l'État pour les établissements thermaux.

Art. 21. Les établissements objet du présent titre seront mis en ferme, à moins que, sur la demande des autorités locales et des administrations propriétaires, notre ministre de l'intérieur n'ait autorisé leur mise en régie.

Art. 22. Les cahiers des charges, dont feront nécessairement partie les tarifs exigés par l'article 10, devront être approuvés par les préfets, après avoir entendu les inspecteurs. Les adjudications seront faites publiquement et aux enchères.

Les clauses des baux stipuleront toujours que la résiliation pourra être prononcée immédiatement par le Conseil de préfecture, en cas de violation du cahier des charges.

Art. 23. Les membres des administrations propriétaires ou surveillantes, ni les inspecteurs, ne pourront se rendre adjudicataires desdites fermes, ni y être intéressés.

Art. 24. En cas de mise en régie, le régisseur sera nommé par le préfet. Si l'établissement appartient à une commune ou à une administration charitable, la nomination ne sera faite que sur la présentation du maire, ou de cette administration.

Seront nommés de la même manière les employés et servants attachés au service des eaux minérales, dans les établissements objet du présent titre.

Toutefois ces dernières nominations ne pourront avoir lieu que de l'avis de l'inspecteur.

Si l'établissement appartient à plusieurs communes, les présentations seront faites par le maire de la commune où il sera situé.

Les mêmes formes seront observées pour la fixation du traitement des uns et des autres employés, ainsi que pour leur révocation.

Art. 25. Il sera procédé pour les réparations, constructions, reconstructions et autres travaux, conformément aux règles prescrites pour la branche de service public à laquelle l'établissement appartiendra, et à nos ordonnances des 8 août, 31 octobre 1821, et 22 mai 1822.

Toutefois ceux de ces travaux qui ne seront point demandés par l'inspecteur ne pourront être ordonnés qu'après avoir pris son avis.

Art. 26. Notre ministre secrétaire d'État au département de l'intérieur est chargé de l'exécution de la présente ordonnance.

Donné en notre château des Tuileries, le 18 juin de l'an de grâce mil huit cent vingt-trois, et de notre règne le vingt-neuvième.

Signé LOUIS.

Par le Roi :

Le ministre secrétaire d'État au département de l'intérieur,

Signé CORBIÈRE.

Pour copie conforme :

Le Conseiller d'État, Secrétaire général,

BARON CAPELLE.

FIN.

TABLE DES MATIÈRES.

NOTES HISTORIQUES.

LÉGISLATION EN VIGUEUR

sur les établissements d'eaux minérales naturelles.

FIN DE LA TABLE DES MATIÈRES.

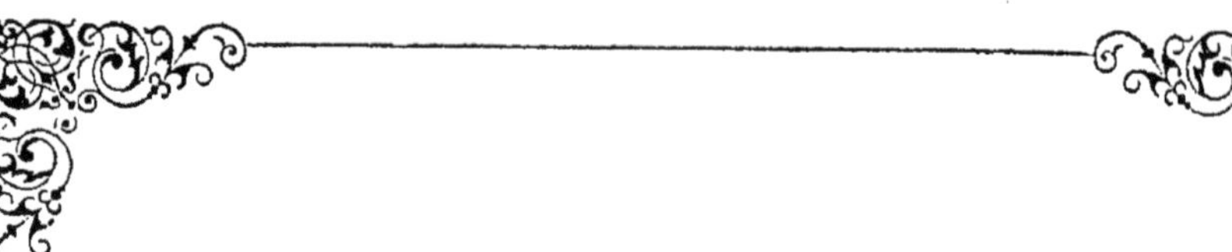
PAMIERS, IMPRIMERIE DE T. VERGÉ.

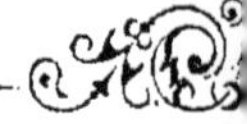